INSULIN

ZUR EINFÜHRUNG IN DIE INSULINTHERAPIE DES DIABETES MELLITUS

VON

H. STAUB
I. ASSISTENT DER MEDIZINISCHEN KLINIK BASEL

MIT 5 ABBILDUNGEN

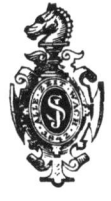

SPRINGER-VERLAG BERLIN HEIDELBERG GMBH 1924

ERWEITERTER SONDERDRUCK
AUS DER
„KLINISCHEN WOCHENSCHRIFT"
JAHRGANG 1923/24

ISBN 978-3-662-32059-4   ISBN 978-3-662-32886-6 (eBook)
DOI 10.1007/978-3-662-32886-6

Vorwort.

Die vorliegende Abhandlung ist ein erweiterter Abdruck der in der „Klin. Wochenschrift" erschienenen Aufsätze. Sie soll nichts weiter als eine Einführung in die Insulintherapie sein. Die Erfahrungen der jungen Insulinforschung auf therapeutischem Gebiet sind noch zu kurz und die Ergebnisse in chemischer und physiologischer Richtung zu unvollständig, um bereits eine monographische Darstellung zu erlauben.

Die große praktische Bedeutung der Entdeckung des aktiven Prinzips der Langerhansschen Inseln für die Therapie steht jedoch außer Zweifel. Bereits lassen sich auf Grund zahlreicher klinischer Beobachtungen Indikationsgebiet und Dosierung umschreiben.

Für die normale und pathologische Physiologie ist ein neues Arbeitsfeld eröffnet. Es bleibt festzustellen, wo und wie das Insulin im Stoffwechselmechanismus eingreift. Die Korrelationen der innersekretorischen Drüsen werden, nachdem ein weiteres Glied exakt gefaßt ist, revidiert werden müssen. Vielleicht führen diese experimentellen Untersuchungen zu neuen praktischen Anwendungsgebieten. Die Chemie befaßt sich mit neuen Darstellungsmethoden, Reinigungsversuchen und Analysen des wirksamen Körpers.

Basel, Anfang Dezember 1923. STAUB.

Inhaltsverzeichnis.

Seite

Vorwort 3

I. Historische Übersicht der Organotherapie des Diabetes mellitus

Versuche mit enteraler Zufuhr von Pankreassubstanz 8
Versuche mit parenteraler Zufuhr von Extrakt aus dem ganzen Pankreas 9
Versuche mit Inselsubstanz 14
Versuche mit Blut- und Lymphtransfusionen und Pankreasdurchspülungsflüssigkeit 15
Transplantations- und Parabioseversuche 19

II. Insulin. Experimenteller Teil

1. Darstellung des Insulins 20
2. Physikalische und chemische Eigenschaften des Insulins 29
3. Die experimentellen Grundlagen der Insulinwirkung 31
   Der Blutzucker 31
   Der Symptomenkomplex der Hypoglykämie 34
   Glykogen und Fett nach Insulin 36
   Der respiratorische Quotient 37
   Ketokörper und Acidosis 38
   Na, Mg, Ca, K und anorg. P im Blut vor und nach Insulin beim Normalen und im Coma diabeticum 39
4. Korrelationen in der Wirkung des Pankreashormons und dem übrigen endokrinen System 39
5. Der Mechanismus der Insulinwirkung 41

III. Insulin. Klinischer Teil

Standardisierung des Insulins 48
Insulinpräparate 48
Applikationsweise 50
Die Indikationen zur Insulintherapie des Diabetes mellitus 51
Die Dosierung des Insulins 57
Gefahren der Insulintherapie 60

Die Insulinanwendung beim Diabetes mellitus in Krankenhaus und Praxis 64

1. Allgemeine Richtlinien für die Insulinanwendung 65
2. Insulin in der Therapie des unkomplizierten leichten und schweren Diabetikers 66
   Behandlungsverfahren mit berechneter optimaler, antiketogener Diät 67
   Behandlungsverfahren mit empirischem Diätregime 81
3. Insulin in der Behandlung akut bedrohlicher Zustände und Komplikationen 87
   Insulin in der Behandlung des Coma diabeticum 87
   Insulin in der Behandlung des Diabète maigre 93
   Insulin in der Behandlung von Diabetesfällen, die durch Infektionskrankheiten oder chirurgische Affektionen kompliziert sind . . . 94
4. Insulin in der Diabetesbehandlung beim Kind 97
5. Insulin zu Hause 97

Der therapeutische Gewinn der Insulinanwendung 98

Literatur zu Teil I und II 99
Literatur zu Teil III 103

I. Historische Übersicht der Organotherapie des Diabetes mellitus.

Es ist lehrreich, den ganzen Entwicklungsgang, den die Experimentalforschung von der Entdeckung des Pankreasdiabetes durch MERING und MINKOWSKI[1]) und DE DOMINICIS[2])*) 1889 bis in die jüngste Zeit durchlaufen hat, um zu einer erfolgreichen Organotherapie des Diabetes zu gelangen, in großen Schritten durchzugehen. LAGUESSE[124]) war der erste, welcher in den Langerhansschen Inseln die innersekretorischen Gewebselemente des Pankreas vermutete. In der Folge wurde diese Annahme durch experimentelle Befunde und eine große Zahl pathologisch-histologischer Untersuchungen gestützt. Den größten Fortschritt bedeuteten in dieser Richtung die experimentellen Untersuchungen von SCHULZE[30]) und SSOBOLEW[31]), aus denen hervorging, daß nach Unterbindung der Pankreasausführungsgänge nur die acinösen Teile der Drüse atrophieren; die Inseln blieben dagegen intakt und ein Diabetes trat nicht auf. Von Bedeutung sind auch die Versuche von SSOBOLEW[31]), LÉPINE[125]), DIAMARE[126]) und MARRASSINI[127]), in denen nach länger dauernder Zufuhr von Traubenzucker oder intravenöser Injektion Veränderungen an den Pankreasinseln gefunden wurden. Pathologisch-histologisch konnte HEIBERG[128]) mit seiner Zählmethode nachweisen, daß beim Diabetiker die Zahl der Langerhansschen Inseln gegenüber dem Normalen vermindert ist. WEICHSELBAUM[129]) hat an großem Material beim diabetischen Menschen konstant Degenerationserscheinungen an den Langerhansschen Inseln (hydropische und hyaline Degenera-

---

) Die Literatur über Pankreas und Diabetes bis zu diesem Zeitpunkt ist von LEPINE in der „Wien. med. Presse" 1892, Sep.-Abdruck aus Nr. 27—32, angegeben. Als erster wird COWLEY („London med. journ" 1788) zitiert, der die Krankengeschichte eines 34 jähr. Diabetikers veröffentlichte, bei dem das Pankreas bei der Sektion infolge Steinbildung cirrhotisch verändert war.

tion, peri- und intrainsuläre Entzündungserscheinungen und Sklerosen, Atrophie) nachweisen können.

Zwei Wege wurden vorwiegend benutzt, um das wirksame Pankreashormon, dessen Ausfallserscheinungen sicher bekannt waren, zu erfassen. Der eine war die Darstellung von Extrakten von gesamtem Pankreas oder den Langerhansschen Inseln und der Versuch, durch perorale oder parenterale Zufuhr dieser Gewebsauszüge experimentellen und genuinen Diabetes günstig zu beeinflussen. Der andere waren Transfusionsversuche von normalem Blut, Lymphe oder Pankreasdurchströmungsflüssigkeit auf den diabetischen Organismus oder isolierte Organe. Der negative oder zweifelhafte Ausfall dieser Versuche führte zu einer Reihe von Theorien über die Pankreasfunktion. Während MERING und MINKOWSKI selbst und mit ihnen die Mehrzahl, auch LÉPINE[3]), annahmen, daß der Pankreasdiabetes auf dem Ausfall eines inneren Sekretes dieses Organs, welches für den Zuckerverbrauch im Organismus nötig sei, beruhe, glaubten andere an eine die Zuckerbildung hemmende oder entgiftende Funktion des Pankreas, deren Fehlen zu einer vermehrten Zuckerproduktion im Körper führe [HÉDON[4]), KAUFMANN[5])]. Damit wurden auch die gleichen Fragen aufgerollt, welche bis jetzt in der Lehre vom menschlichen Diabetes umstritten sind: verminderter Zuckerverbrauch oder vermehrte Zuckerproduktion. Eine weitere Theorie begründete THIROLOIX[6]), der im Diabetes eine rein nervöse Störung sah. Dieser nervösen Theorie hat sich später PFLÜGER[7]) angeschlossen. Sie erklärte am besten die Erfolglosigkeit der Versuche, das Produkt der inneren Sekretion des Pankreas zu fassen, da nach dieser Annahme das Pankreas gar keinen Stoff an das Blut abzugeben brauchte, sondern direkt auf die versorgenden Nerven einwirken sollte. Den Beweis hat PFLÜGER[8]) darin gesehen, daß nach Abquetschen der Nerven zwischen Duodenum und Pankreas bei intakter Zirkulation ein Diabetes auftrat. Dieses Pflügersche Versuchsergebnis stand jedoch in direktem Gegensatz zu den Befunden von GLEY[10]) und KAUFMANN[5]), die zeigten, daß eine Durchschneidung sämtlicher Nerven des Pankreas oder des Pankreas und der Leber nicht zu einer Glykosurie führt,

Historische Übersicht der Organotherapie des Diabetes mellitus. 7

dagegen Unterbindung sämtlicher Venen einen Diabetes erzeugt. Die rein nervöse Theorie hat nicht viel Anhänger gefunden. THIROLOIX[9]) hat sie selbst bald auf Grund eigener experimenteller Tatsachen wieder aufgeben müssen. 1890 hat LÉPINE[36]) nachgewiesen, daß das glykolytische Vermögen des Diabetikerblutes in vitro gegenüber der Norm mehr oder weniger vermindert ist. Den gleichen Befund konnte er mit BARRAL[37]) zusammen an pankreaslosen Hunden erheben. Daraus schloß LÉPINE, daß vom Pankreas ein Stoff an das Blut abgegeben wird, welcher die Glykolyse im Blut fördert.

COHNHEIM[117]) zeigte, daß Pankreassaft erst mit Muskelpreßsaft zusammen erhebliche glykolytische Fähigkeiten entwickelte, und R. HIRSCH[118]) sah die Glykolyse im Gemisch von Pankreassaft und Leberbrei gesteigert. Beide Autoren nahmen an, daß von der Bauchspeicheldrüse ein Aktivator abgegeben werde, welcher das glykolytische Ferment wirksam mache. LEVENE[119]) erbrachte aber dann den Nachweis, daß in den Cohnheimschen Versuchen nicht Glykolyse, sondern Kondensationsvorgänge zu Polysacchariden vorliegen, welche durch Hydrolyse wieder rückgängig gemacht werden konnten. Auch de MEYER[120]), der den Namen „Insulin" für das innere Sekret des Pankreas prägte, sah in den Langerhansschen Inseln die Produzenten einer Substanz, welche das Proferment, das sich in den weißen Blutkörperchen befinden soll, sensibilisiert. Durch entsprechende immunisatorische Behandlung gelang es de MEYER, auch antiglykolytische und antipankreatische Seren darzustellen, welche bei Tieren Hyperglykämie und Glykosurie hervorriefen. In Durchströmungsversuchen von isolierten Hundelebern konnte der gleiche Forscher zeigen, daß das innere Sekret des Pankreas auch die Glykogenbildung fördert. Obschon der Glykolyse, die nicht nur im Blut, sondern in den Geweben allgemein verbreitet ist, heute in quantitativer Hinsicht keine wesentliche Bedeutung für den Vorgang der Zuckerverwertung im Diabetes mehr beigemessen wird, haben die Arbeiten über diese physiologische Tatsache die Existenz eines inneren Sekretes des Pankreas weiter gesichert. Man suchte die Angriffsorte dieses Sekretes, die man auch heute noch nicht kennt. Die Auffassung, daß das Pankreas ein Hormon produziert, das ins Blut oder in die Lymphe abgegeben wird und irgendwie faßbar sein sollte, hat sich aber behauptet, und daß sie richtig war, hat jetzt die jüngste Zeit gelehrt.

Versuche mit enteraler Zufuhr von Pankreassubstanz.

Die Mehrzahl dieser Versuche ist bald nach der Entdeckung des Pankreasdiabetes ausgeführt, später wurden sie seltener, offenbar weil der einwandfreie Beweis des therapeutischen Erfolges nicht erbracht werden konnte.

MACKENZIE[91]) gab in 3 Diabetesfällen täglich bis zu 15 g ausgepreßten frischen Pankreassaft sofort nach den Mahlzeiten. Das Allgemeinbefinden der Patienten besserte sich, die Zuckerausscheidung wurde jedoch nicht beeinflußt. Auch WOOD[92]) sah bei oraler Zufuhr von Pankreasextrakt in einem Falle Besserung des Allgemeinzustandes und Verminderung der Glucosurie; im andern Falle nahm die Zuckerausscheidung zu und der Patient starb im Koma. WHITE[93]) gab frisch gehacktes Pankreas mit Salz und Pfeffer und sah einmal Abnahme der Glucosurie, ein anderes Mal fehlte jeder Erfolg. SIBLEY[94]) gab in einem Falle Pankreassaft und leicht gekochte Drüse; das Körpergewicht nahm zu, Durst, Urinmenge und absolute Zuckerausscheidung nahmen ab. BORMANN[95]) sah bei einem schweren Diabetiker bei täglicher Zufuhr eines gebratenen Ochsenpankreas oder rectaler Zufuhr von Preßsaft eines halben Pankreas Abnahme der Zuckerausscheidung und Zunahme des Körpergewichtes. Als er später dem gleichen Patienten täglich $1^1/_2$ ccm des Pankreassaftes subcutan gab, veränderte sich jedoch die Zuckerausscheidung nicht mehr. AUSSET[96]) sah bei einem Diabetiker der 38 g Zucker pro Tag ausschied, unter der oralen Zufuhr von Kalbspankreas während 9 Tagen die Glucosurie völlig verschwinden. LISSER[97]) zerhackte Ochsen- und Schweinepankreas und ließ sie mit gleicher Menge physiologischer Kochsalzlösung 24 Stunden stehen. Nach Zusatz von Na. bic. gab er 50—120 g rectal und sah in einem Falle nach zahlreichen Klysmen Rückgang der Glykosurie und Gewichtszunahme. WILLIAMS[98]), WILLS[112]), SANDMEYER[113]), LÜTHJE[114]) und PFLÜGER[115]) sahen allgemein von *peroraler oder rectaler* Anwendung von Pankreas oder Pankreasextrakten keinen Erfolg. Die Zuckerausscheidung stieg unter der Behandlung an. Keratinierte Pankreastabletten waren nach GOLDSCHEIDER[100]) erfolglos, ebenso waren Pankreatin-

tabletten [SENATOR[103]), JAKOBY[104]), MARSHALL[111]), OSER[101])]
und Zymine Tabloids [OSER[101])] ohne Wirkung auf die diabetische
Stoffwechselstörung. SERONO[151]) extrahierte zerkleinerte Magen-
schleimhaut und Pankreas mit Glycerin und fügte zu dem Glycerin-
extrakt noch den Preßsaft aus den gleichen Organen. Das Präparat „Peptopancreasi Serono" soll auch das innere Sekret der
Bauchspeicheldrüse enthalten und bei Diabetikern mit Erfolg
(Verminderung der Glykosurie, Besserung des Allgemeinbefindens,
Gewichtszunahme) angewandt worden sein.

Es ist schwer, aus den Arbeiten heraus zu beurteilen, ob
die beobachteten Heilerfolge nach enteraler Zufuhr von Pankreassubstanz auf die Organotherapie zurückzuführen sind.
Nach einigen Publikationen ist das Allgemeinbefinden besser
geworden. Dieser Erfolg ist allein durch den verdauungs-
befördernden Einfluß der Pankreasenzyme zu erklären. In
anderen Fällen ist die Abnahme der Glykosurie auf Diät-
maßnahmen und Unterernährung zurückzuführen. Da wir
heute sicher wissen, daß die anti-diabetogene Substanz durch
Trypsin zerstört wird, müssen alle beobachteten Erfolge nach
enteraler Zufuhr von Pankreassubstanz auf irgendeine zweckmäßige Diätverordnung oder eine günstige Nebenwirkung
der verabreichten Substanz bezogen werden. Die Anwesenheit des inneren Sekretes des Pankreas läßt sich auf diesem
Wege nicht beweisen.

Neuerdings berichteten MURLIN und KRAMER[10a]), daß sie nach
oraler Zufuhr von nicht erhitztem sodaalkalischem Rinderpankreas-
extrakt bei diabetischen Hunden in 2 Fällen eine wesentliche Erhöhung des respiratorischen Quotienten erzielten. Dieser günstige
Erfolg ist aber zum Teil sicher auf das Alkali zurückzuführen, das
bekanntermaßen die Oxydationsvorgänge im Organismus fördert.

Versuche mit parenteraler Zufuhr von Extrakt aus dem ganzen Pankreas.

MINKOWSKI[11]) hat selbst einen Versuch mit subcutaner Injektion „frisch bereiteten Extraktes aus dem Pankreas eines gesunden Hundes" publiziert. Die erwartete Verminderung der
Glucosurie trat in den nächsten 20 Stunden nicht ein. Am 2. Tag
nach der Injektion hatte sich an der Applikationsstelle ein Absceß

gebildet, das Tier war krank, und deshalb sank dann die Zuckerausscheidung.

CAPARELLI[12]) injizierte ein Extrakt, das er durch Zerreiben von Pankreas in 0,76 proz. Kochsalzlösung erhielt, in die Bauchhöhle pankreasdiabetischer Hunde und sah nach 36 Stunden Zurückgehen und später völliges Aufhören der Glucosurie. PFLÜGER[13]) hat gegen diese Versuche eingewendet, daß das Verschwinden der Glucosurie oder ihr intermittierender Charakter gar nicht auf die Extraktinjektion, sondern auf die unvollständige Exstirpation des Pankreas zurückzuführen sei. Das ungewöhnlich lange Überleben der Tiere spreche für die unvollständige Pankreasentfernung. GLEY und THIROLOIX[105]) gaben diabetischen Hunden erfolglos Pankreasextrakt subcutan. BATTISTINI[14]) injizierte 2 schweren Diabetikern Pankreas-Glycerinextrakt. Die Zuckerausscheidung ging zurück. Der Rückgang der Glykosurie ist aber leicht zu erklären aus der reduzierten Calorienzufuhr von 800 Cal. im zweiten Falle und dem Absceßfieber im ersten Falle, so daß der Befund für eine Pankreashormonwirkung nicht beweisend ist. Die Versuche von VANNI[15]), den Pankreasdiabetes des Hundes durch Injektion einer wässerigen Pankreasemulsion zu beeinflussen, sind nicht brauchbar, da keine quantitativen Zuckerbestimmungen vorgenommen wurden. HÉDON[4]) hat weder mit sterilisiertem wässerigem Pankreasextrakt noch mit Glycerinaufschwemmung eines frischen Hundepankreas intravenös und subcutan einen Einfluß auf die Zuckerausscheidung im experimentellen Diabetes gesehen. Einen Mißerfolg hatte auch HALE WHITE[16]) bei einem Diabetiker, dem er frisches Schafspankreas oral und als wässeriges Extrakt subcutan gab. COMBY[106]) applizierte bei einem Falle von „diabète maigre" während 12 Tagen täglich oder jeden 2. Tag $1/2$ ccm Extrakt eines Meerschweinchenpankreas verdünnt mit $1/2$ ccm H_2O; ein Erfolg zeigte sich nicht. REMOND und RISPAL[107]) sahen nach subcutanen Injektionen eines Glycerinextraktes von Hundepankreas bei einem schweren jugendlichen Diabetiker Abnahme der Menge und des spezifischen Gewichtes des Urins und Zunahme des Körpergewichtes; der Zucker wurde nicht bestimmt. [Im Anschluß an diese Publikation schlugen BROWN-SÉQUARD und D'ARSONVAL[108]) vor, die günstige Wirkung auf den Diabeteskranken noch zu steigern mit gleichzeitiger Injektion von Pankreas- und Hodenextrakt.] Auch v. LEYDEN[99]) soll Pankreaspreßsaft bei einem Diabetiker erfolgreich appliziert haben. GOLDSCHEIDER[100]), FÜRBRINGER[109]) und RENVERS[110]) gaben dagegen Glycerinextrakte erfolglos. BLUMENTHAL[102]) gewann in vitro „glykolytisch" wirkende Pankreassäfte nach dem Buchnerschen Verfahren. Solche Preßsäfte wurden, mit Wasser verdünnt, therapeutisch einmal mit Erfolg angewandt, wegen ihrer Toxizität aber später nicht mehr verwendet. ZUELZER[17]) benützte ein möglichst eiweißfreies Extrakt aus gestautem Pankreas von Tieren, welche auf der Höhe der Verdauung waren. Die genaueren Angaben über die Extraktion fehlen. Nach zwei nicht einwandfreien Versuchen am Pankreashunde wurde das Extrakt Diabetikern eingespritzt. Der Abfall der Glykosurie, der bei intravenöser Injektion erst am folgenden Tage auftrat, wurde auf das wirksame Prinzip des Pankreaspräparates zurückgeführt. Die beobachtete verminderte Zuckerausscheidung kann durch das Fieber und das schlechtere Allgemeinbefinden der Patienten nach den Injektionen erklärt werden. Der gleichzeitige Rückgang der Ketonurie aber macht es wahrscheinlich, daß ZUELZER in seinem Extrakt Pankreashormon hatte, denn wir wissen jetzt, daß die Beseitigung der Ketosis eine der hauptsächlichsten Wirkungen des Insulins auf den acidotischen Diabetiker darstellt.

Die Versuche von J. FORSCHBACH[18]) mit dem Zuelzerschen Präparat scheiterten an den schweren Nebenwirkungen. Die großen Hoffnungen, die E. VAHLEN[19]) an sein gärungsbeschleunigendes Pankreaspräparat knüpfte, erfüllten sich ebenfalls nicht. Vor VAHLEN hatten übrigens schon LÉPINE, BURGHART[116]) und BLUMENTHAL[102]) die aktivierende Wirkung von Pankreasextrakt auf Hefegärung nachgewiesen. Die gärungsbeschleunigende Wirkung kann jedoch nicht als spezifisch aufgefaßt werden, sie ist eine Eigenschaft, die nach NEUBERG einer Unmenge von Stoffen und den meisten Organextrakten zukommt. Allerdings hat ein Pankreasextrakt, wie ich aus eigenen Versuchen bestätigen kann, im Vergleich zu Extrakten aus anderen Organen auffallend hohe gärungsfördernde Eigenschaften. LÉPINE[19a]) sah nach intravenöser Injektion eines alkoholischen Extraktes, das nachher in Wasser aufgenommen wurde, eine erhebliche Zunahme der Hämoglykolyse. E. LESCHKE[20]) schloß aus den von MINKOWSKI, PFLÜGER und BIERRY-GATIN-GRUZEWSKA festgestellten Tatsachen der Zuckerausscheidung bereits $1^1/_2 - 2^1/_2$ Stunden nach Pankreasexstirpation, daß der durch die innere Sekretion erzeugte Stoff offenbar sehr rasch verbraucht wird, und deshalb kontinuierliche Injektionen größerer Mengen von Pankreasextrakt in kleinen Zeitabständen wohl mehr Aussicht auf Erfolg haben würden. Außerdem suchte LESCHKE auch durch Erhitzen auf 70° die Enzyme der äußeren Sekretion des Pankreas unschädlich zu machen. An pankreas-diabetischen Fröschen erhielt er jedoch sowohl mit frischem, wie mit auf 70°

12 Historische Übersicht der Organotherapie des Diabetes mellitus.

inaktiviertem Pankreasextrakt statt der erwarteten Verminderung eine Vermehrung der Zuckerausscheidung und toxische Wirkung. Mit den gleichen Extrakten traten bei normalen Kalt- und Warmblütern Glucosurie und toxische Erscheinungen auf. Auf 100° erhitztes Pankreasextrakt war wirkungslos. LESCHKE hielt nach diesen Versuchen die Existenz des antidiabetischen Pankreashormons für sehr fraglich und eine Pankreastherapie des Diabetes für aussichtslos. E. L. SCOTT[21]) glaubte ein wirksames Extrakt aus der Gesamtbauchspeicheldrüse zu erhalten, wenn es gelang, die Wirksamkeit der Verdauungsenzyme aufzuheben und während der Darstellung des Extraktes die Oxydation des aktiven Prinzips zu verhindern. Er stellte zwei Extrakte aus zerkleinertem Pankreas her, das eine mit hochprozentigem Alkohol, das andere mit leicht angesäuertem Wasser. Zur Darstellung des *alkoholischen Extraktes* wurde Pankreas mit Sand und warmem Alkohol verrieben. Zum Brei wurde dann soviel Alkohol zugefügt, bis die Mischung auf 85% Alkohol war. Nach 3 × 24 stündigem Stehen bei 35—40° wurde abfiltriert und bei Unterdruck im CO_2-Strom zur Trockne verdampft. Die Trockensubstanz wurde bei Zimmertemperatur mit Äther extrahiert, der Äther abdekantiert und der Rückstand in so viel 95 proz. Alkohol gelöst, bis in 10 ccm Lösung 1 g frische Pankreasdrüse enthalten war. Zur Injektion wurde der Alkohol abgedampft und die Substanz in 0,85% NaCl-Lösung gelöst. Dieser alkoholische Extrakt war wirkungslos. Der *wässerige Auszug* wurde in der Absicht dargestellt, alle blutdruckerniedrigenden Substanzen zunächst durch Ausziehen mit Alkohol zu entfernen. Nach dem Übergießen der zerkleinerten Drüsen, und nachdem der Alkohol die Drüsensubstanz durchdrungen hatte, wurde das Material zur Trockne verdampft und im Vakuum mit absolutem Alkohol eine Zeitlang bei 38° extrahiert. Der Alkohol wurde dann möglichst vollständig entfernt und die restierende Substanz mit schwach essigsaurem H_2O während 80 Minuten ausgezogen. Nachher wurde möglichst rasch filtriert und verdampft. Die Substanz wurde unter absolutem Alkohol aufbewahrt. Für den Gebrauch wurde der Alkohol abgedampft und das Material in Salzlösung gelöst. Durch intravenöse Injektion dieses wässerigen Extraktes gelang es, bei Pankreashunden die Zuckerausscheidung und auch den Quotienten D : N für kurze Zeit nach der Injektion zu vermindern. Der Autor will aus seinen Resultaten nicht schließen, daß er das aktive Prinzip in seinem Extrakt hatte, da die Injektionen gewöhnlich von einem leichten Temperaturabfall gefolgt waren. Immerhin scheint es nach der rasch auftretenden Verminderung des Urinzuckers und der Art der Extraktdarstellung retrospek-

Versuche mit parenteraler Zufuhr v. Extrakt aus dem Pankreas. 13

tiv wahrscheinlich zu sein, daß SCOTT tatsächlich eine Insulinwirkung vor sich hatte. SCOTT war der Lösung des Problems sehr nahe, denn er dachte zuerst daran, das Extrakt aus Pankreasdrüsen zu gewinnen, die durch Unterbindung des Ausführungsganges atrophisch geworden waren; doch verwarf er diese Methode, die jetzt zu den grundlegenden ersten Erfolgen von BANTING-BEST führte, weil sie ihm zu unpraktisch schien J. R. MURLIN und B. KRAMER[22]) untersuchten die Wirkung eines nach KNOWLTON und STARLING[23]) durch Aufkochen mit angesäuerter Ringerlösung dargestellten Pankreasextraktes. Vor Gebrauch wurde das Extrakt mit Soda neutralisiert. Sie zeigten, daß die Verminderung des Urinzuckers und des D : N-Quotienten bei Pankreashunden während kurzer Zeit nach der Injektion sich in befriedigender Weise durch Alkaliwirkung auf die Glykogenbildung [H. ELIAS[24])] und vielleicht auch mit der dichtenden Wirkung auf die Nierenpermeabilität [DE MEYER[25])] erklären ließen. Auch der R-Quotient stieg nicht an, so daß keine zwingenden Gründe für irgendwelche spezifische Förderung der Zuckerverbrennung durch dieses Pankreasextrakt bestanden. Damit verloren auch die Versuche von KNOWLTON und STARLING[23]), H. MC LEAN und J. SMEDLEY[26]) und STARLING und EVANS[26a]) am isolierten Herz-Lungen-Präparat an Beweiskraft für die Anwesenheit eines spezifischen Hormons in ihrem Pankreasextrakt. J. S. KLEINER und S. MELTZNER[27]) beobachteten, daß beim diabetischen Tier nach einer gleichzeitigen intravenösen Injektion von Pankreasemulsion und Glucose die Hyperglykämie viel rascher ablief, als wenn nur Glucose gegeben wurde. ACHARD, RIBOT und BINET[28]) haben später am gesunden Tier mit wässerigem Pankreasextrakt den gleichen Befund erhoben. Ausgehend von dieser Tatsache untersuchte J. S. KLEINER[29]) den Einfluß intravenöser Injektionen seiner Pankreasemulsion auf den pankreasdiabetischen Hund. Die Pankreasemulsion wurde aus gehacktem, frischem Hundepankreas durch 3—4 maliges Ausziehen mit destilliertem H_2O hergestellt, für 1—20 Stunden stehen gelassen und dann durch Gaze durchgeseiht, nicht filtriert. Die erhaltene Flüssigkeit wurde vor der Injektion mit 5 Volumen steriler physiologischer NaCl-Lösung verdünnt, sie war dann gegen Lackmus leicht sauer oder neutral, leicht rötlich gefärbt und meist klar. Es gelang in der Tat, durch sehr langsame Injektion von größeren Mengen dieser Emulsion (etwas über 100 ccm in der Stunde) den Blutzucker und die Glykosurie deutlich herabzusetzen. Beide Werte sanken sofort nach der Injektion, die Wirkung hielt nur wenige Stunden an. Der rasch eintretende Abfall des Blutzuckers beweist, daß KLEINER in seinen Versuchen bereits Insulinwirkung hatte. Auf die toxischen Erscheinungen, die nach der Injektion regelmäßig auftraten (Fieber), läßt sich dieser Befund nicht zurückführen, sie müßten den gegenteiligen Effekt auf den Blutzucker haben. Eine Blutverdünnung wurde durch Hämoglobinbestimmungen ausgeschlossen, Neuerdings hat PETSCHACHER[150]) bei der intravenösen Zufuhr verschiedener Fraktionen aus alkoholischem Pankreasextrakt bald Erhöhung, bald Verminderung des Blutzuckergehaltes gesehen. Er glaubt, daß der Gehalt an Leucin für die Blutzuckererhöhung verantwortlich zu machen ist und daß durch Leucinwirkung die Hormonwirkung z. T. verdeckt werde.

Versuche mit Inselsubstanz.

Den Beweis dafür, daß die innersekretorische, den Kohlenhydratstoffwechsel regulierende Funktion des Pankreas an die Langerhansschen Inseln gebunden ist, haben SCHULZE[30]) und SSOBOLEW[31]) einwandfrei geleistet. Nach Unterbindung der Pankreasausführungsgänge trat eine völlige Atrophie des Drüsenparenchyms ein, während die Langerhansschen Inseln intakt blieben. Unter solchen Bedingungen kam es noch nicht zu einem Diabetes; erst wenn der zurückgebliebene, nur noch aus Inseln bestehende Drüsenrest entfernt wurde, trat die tödliche Stoffwechselstörung ein. Die gleichen Degenerationserscheinungen sah SSOBOLEW auch, wenn er ein Pankreasstück in eine Hautfalte einpflanzte. Auch dann blieben schließlich nur noch die Inseln übrig, und wenn er diesen Inselrest exstirpierte, trat der Diabetes in Erscheinung. Diese Untersuchungen verdienen heute besonders hervorgehoben zu werden, weil sie den Ausgangspunkt für die jetzige erfolgreiche Insulindarstellung bildeten. Man kann heute eigentlich nicht recht begreifen, warum niemand auf den Gedanken kam, ein Extrakt aus den atrophischen, nur aus Inseln bestehenden Drüsenresten zu gewinnen. Man suchte viel weiter und auf komplizierterem Wege zu einem reinen Extrakt der Langerhansschen Inseln zu kommen. RENNIE[33]) und DIAMARE und KULIABKO[32]) isolierten präparativ die relativ großen Inselkonglomerate aus Teleostierpankreas und stellten daraus Extrakte her. Versuche mit solcher Inselsubstanz in vitro zeigten keine glykolytischen Eigenschaften. Doch scheinen bei Diabetikern perorale Gaben von 0,57—4 g täglich nach RENNIE und FRASER[34]) günstige Resultate gehabt zu haben; die Zuckerausscheidung nahm ab, das Allgemeinbefinden besserte sich. DIAMARE[35]) schloß aus seinen Versuchen: „Alles führt darauf hin, anzunehmen, daß die Inseln eine nur indirekte Wirkung auf die allgemeine Glykolyse des Körpers ausüben, in dem Sinne, daß ihre Sekretion (endokrines Produkt) eine zymoplastische oder aktivierende Substanz sei." Heute weiß man, daß diese Forscher auf dem richtigen Wege waren, das aktive Prinzip der inneren Sekretion des Pankreas zu gewinnen; leider wurden diese Untersuchungen nicht fortgesetzt, trotzdem sie die experimentellen Grundlagen durch den Nachweis, daß die Inseln aus Teleostiern isoliert zu gewinnen waren, erheblich verbessert hatten.

Versuche mit Blut- und Lymphtransfusionen und Pankreasdurchspülungsflüssigkeit.

GLEY[10]) hat 1891 zeigen können, daß nach Unterbindung sämtlicher Venen des Pankreas ein Diabetes auftritt; LÉPINE wies nach, daß das *glykolytische* Vermögen des Chylus noch größer war als dasjenige des Blutes, und schließlich konnte BIEDL[38]) durch Unterbindung des Ductus thoracicus einen Diabetes erzeugen. Alle diese Befunde bewiesen, daß das wirksame Hormon des Pankreas in Blut oder Lymphe zu suchen war und drängten dazu, durch Transfusion von Normalblut oder Normallymphe die diabetische Stoffwechselstörung zu beeinflussen. LÉPINE[39]) konnte in der Tat zeigen, daß Transfusionen einer genügenden Menge Normalblut auf diabetische Hunde die Glykolyse im diabetischen Organismus steigerte. BIEDL[38]) konnte durch intravenöse Injektion von Lymphe eines gesunden Tieres (2 mal 100 ccm) auf einen Hund, der durch Unterbindung des Ductus thoracicus diabetisch geworden war, die Glykosurie im Verlauf von 12 Stunden von 4,9 auf 2,2% verringern. BIEDL hat damit als erster Insulin wirksam transfundiert.

ALEXANDER und EHRMANN[40]) sahen nach intravenöser Injektion von 50—100 ccm *defibrinierten* Blutes aus der Vena pancreaticoduodenalis eines gesunden Hundes „im ganzen" keine Wirkung auf das pankreasdiabetische Tier. Es war dabei gleichgültig, in was für einer Verdauungsphase sich das blutspendende Tier befand. Den gleichen Mißerfolg verzeichnete auch DE DOMENICIS[132]). DE MEYER[120]) sah Hormonwirkung von Pankreasdurchströmungsflüssigkeit und Pankreasextrakt in der Glykogenanreicherung in durchströmter Leber. Diese neue, wichtige Funktion des innern Pankreassekretes ist bald danach auch von WATERMAN[123]) in vivo (Hund) bestätigt worden. WATERMAN bestimmte den Glykogengehalt eines excidierten Leberstückchens vor der Injektion von Normal-Blut oder -Serum und verglich ihn mit dem Wert eines

Leberstückchens $1^1/_2$ Stunden nachher. Narkose, Erregung, Abwehrbewegungen und Blutverlust führten in Vorversuchen zu Glykogenverlust. Nach intravenösen Injektionen von 100—150 ccm defibrinierten Normalblutes oder Serum oder von Blut aus der Vena pancreatico-duodenalis eines Tieres, das vorher Sekretin bekommen hatte, war der Glykogenverlust geringer. Das Pankreasvenenblut war wirksamer. Ein alkoholischer (65%) Extrakt der Bauchspeicheldrüse zeigte gleichen Effekt, einmal sogar eine Glykogenzunahme. Ein wässeriges Extrakt war wirkungslos. Das „Hormon" war alkohollöslich und thermostabil. Der gleiche Autor wies auch, ähnlich wie vor ihm ZUELZER, nach, daß subcutane Injektionen von 5—20 ccm Pankreasvenenblut beim Kaninchen die Adrenalinhyperglykämie vermindern konnten. Auch am pankreasdiabetischen Hunde glaubte WATERMAN günstige Wirkungen auf die Glucosurie durch subcutane Injektionen von 20—100 ccm Pankreasvenenblut oder -serum gefunden zu haben. Die Verminderung der Glucosurie, welche nicht regelmäßig auftrat, ist aber wohl als toxische Erscheinung und nicht als Hormonwirkung aufzufassen; wodurch die einige Tage anhaltende Wirkung erklärt würde. Den einwandfreien Beweis, daß das normale Blut tatsächlich das Pankreashormon enthält, hat HÉDON[42]) erbracht. Wenn er einen pankreasdiabetischen und einen gesunden Hund durch gekreuzte Anastomosen zwischen beiden Carotiden vereinigte, so verschwand bei dem depankreatierten Tier der Diabetes allmählich und trat wieder auf, sobald die Tiere getrennt wurden. Ebenso konnte er zeigen, daß beim Vereinigen der caudalen Pankreasvene eines gesunden Hundes mit der Vena jugularis eines Pankreashundes bei letzterem die Glucosurie und in geringem Grade auch die Hyperglykämie während der Dauer der Transfusion abnahmen[43]). Diese Versuche von HÉDON zeigten, daß das innere Pankreassekret auch im Blute kreist. Auf rein toxische Momente, die durch fremdes Blut hervorgerufen werden sollen, lassen sich die Versuchsergebnisse von HÉDON nicht zurückführen [KLEINER[29])]. HÉDON hat, wenn wir so sagen wollen, wie BIEDL mit Lymphe, mit Blut Insulin transfundiert.

CARLSON und DRENNAN[130]) konnten zeigen, daß der Diabetes nach Pankreasexstirpation beim schwangeren Tier viel leichter verläuft oder ausbleibt, wenn die Bauchspeicheldrüse in der 2. Hälfte der Gravidität entfernt wurde. Offenbar genügte die innere Sekretion des fötalen Pankreas. Der Befund sprach für die Anwesenheit des Hormons in den Körperflüssigkeiten, und DRENNAN[131]) konnte auch mit Transfusionen von jeweilen 150 ccm defibrinierten Normalblutes beim diabetischen Tier Urinzucker- und N-Ausscheidung für kurze Zeit herabsetzen. Transfusionen von Blut diabetischer Tiere und Injektionen von gleichen Mengen physiologischer NaCl-Lösung waren wirkungslos.

Die Versuche von CARLSON und GINSBURG[44]) sind eine Bestätigung der Hédonschen Befunde. Transfundierten diese beiden amerikanischen Autoren durch Punktion der Carotis eines normalen Hundes gewonnenes Blut auf einen pankreasdiabetischen Hund, so wurden Hyperglykämie und Glucosurie für 4—8 Stunden herabgesetzt. Die transfundierte Blutmenge betrug etwa $1/10$ der Blutmenge des Empfängers. Transfusion von diabetischem Blut war wirkungslos. Durch Transfusion von Normalblut auf den diabetischen Organismus konnten jedoch weder VERZÁR und v. FEYÉR[45]) noch MURLIN und KRAMER eine einwandfreie Erhöhung des R-Quotient nachweisen. Dieser Befund spricht aber nicht gegen die Anwesenheit von Insulin im transfundierten Blut, wie die Autoren seinerzeit annahmen; denn das Hormon beeinflußt, wie wir jetzt wissen, den R-Quotient nicht eindeutig.

Neuerdings machte GRÜNTHAL[121]) bei einem 9 jähr. schweren Diabetiker Transfusionen von 20—40 ccm Normalcitratblut oder Plasma, einmal auch von hypoglykämischem Plasma. Das Blut war tags zuvor entnommen worden. Blutzuckerbestimmungen nach BANG etwa alle 15 Minuten zeigten 30 Minuten nach Transfusion erniedrigte Werte. Der Anstieg der alimentären Blutzuckerkurve wurde verzögert. Die Autorin glaubte Pankreashormonwirkung vor sich zu haben. Die Versuche sind aber nicht eindeutig. Sehen wir von den beiden ersten Transfusionen, welche mit mehrere Stunden dauernder Hämoglobinurie kompliziert waren, ab, so können die beiden restierenden Resultate auch durch eine psychische Alteration des Patienten infolge des Eingriffs erklärt werden. Die Erregung führt nach der 3. Transfusion zunächst zu einem raschen Blutzuckeranstieg, und auf eine akute Erhöhung des Blutzuckerspiegels folgt in der Regel die hypoglykämische Reaktion. Anders könnte ich mir den Wert 0,211, der ganz aus der Reihe fällt, nicht erklären. Der verzögerte Blutzuckeranstieg nach der 4. Transfusion ist die Folge einer psychisch bedingten Verlangsamung der Magenentleerung. HÖPFNER[122]) hat zwei Versuche publiziert, in denen er den Befund von GRÜNTHAL bestätigte. Er sah noch stärkere Blutzuckersenkung, wenn frisches Citratblut transfundiert wurde. Es ist fraglich, ob durch so kleine Blutmengen überhaupt so viel Insulin übertragen wird, daß ein Hormoneinfluß auf den Blutzuckerspiegel erwartet werden kann. ALLEN schätzt den Minimalbedarf an Insulin eines gesunden Erwachsenen zu 12 Einheiten pro Tag. Wenn wir nun die Annahme machen, daß beim Blutspender die Hälfte oder 6 Insulineinheiten zur Zeit der Venen-

18 Historische Übersicht der Organotherapie des Diabetes mellitus.

punktion im Blute kreisen, so hätten wir in 40 ccm Gesamtblut im besten Falle nur etwa 0,05 Einheiten Insulin, im Plasma vielleicht etwas mehr. Mit einer so geringen Insulindosis läßt sich der Blutzuckerspiegel eines Diabetikers wohl nicht nachweisbar beeinflussen. Es müssen deshalb bei den Grünthalschen und Höpfnerschen Versuchen andere Momente, welche ich aus der kurzen Mitteilung von HÖPFNER nicht ersehen kann, die Blutzuckerwerte beeinflussen. HÉDON[42]) und CARLSON und GINSBURG[44]) haben ja auch nur bei Transfusion großer Blutmengen eine Hormonwirkung auf den Hundediabetes gefunden und der Referent hat am menschlichen Diabetes einwandfreie Resultate erst gesehen, wenn er relativ große Mengen Blut aus einer bestimmten Ernährungsphase transfundierte.

STAUB[46]) schloß aus dem Verhalten alimentärer Blutzuckerkurven unter verschiedenen Versuchsbedingungen, daß die Kohlenhydrate der Nahrung selbst durch Anregung einer spezifischen Fermentbildung ihre Assimilation fördern. Kohlenhydratzufuhr regte anscheinend die Fermentbildung an, Kohlenhydratkarenz oder Hunger ließen den Organismus an Ferment verarmen. Dieses Ferment wurde seinerzeit auf einen Vorschlag von Prof. SPIRO hin allgemein als „Gleichgewichtsferment" bezeichnet*). Diese spezifische Fermentbildung suchte STAUB durch Bluttransfusionen zu beweisen[47]). Transfundierte er 4—500 ccm Blut eines Gesunden, der 5 Stunden vor der Blutentnahme eine reichliche Kohlenhydratmahlzeit zu sich genommen hatte, einem Diabetiker, so sank der Blutzucker gleich nach der Injektion für ca. 4 Stunden erheblich unter den Wert, der allein aus der Verdünnung des Diabetikerblutes zu berechnen war. Transfundierte er dagegen Blut von einem Gesunden, der 24 Stunden gehungert hatte, so trat beim diabetischen Empfänger die Blutzuckersenkung nicht ein. Die Bluttransfusionen wurden unter Berücksichtigung der Agglutinationsgruppen ausgeführt und verliefen reaktionslos. Nach der Entdeckung des Insulins besteht kein Zweifel, daß dieses spezifische Gleichgewichtsferment mit dem Pankreashormon identisch ist. Die Versuche zeigen wohl, daß die Insulinproduktion dem jeweiligen Bedarf angepaßt ist und daß Insulinwirkung durch Bluttransfusion erhalten werden kann, wenn der günstige Zeitpunkt der Blutentnahme berücksichtigt wird.

Neuerdings (1919) hat CLARK[48]) bereits zitierte Versuche von

---
*) A. GOTTSCHALK (Klin. Wochenschr. **2**, 1391. 1923) umschreibt diese Bezeichnung mit dem Ausdruck „Nahrungsreiz als Regulationsprinzip". Seine Schlußfolgerungen decken sich im allgemeinen mit unseren Schlußsätzen in der III. Mitteilung über den Zuckerstoffwechsel: Zeitschr. f. klin. Med. **93**, 139/140. 1922.

KNOWLTON und STARLING[23]) über den Einfluß des Pankreas auf den Zuckerverbrauch des überlebenden Herzens mit verbesserter Versuchsanordnung und peinlicher Ausschaltung von Fehlerquellen (Sterilität, Bestimmung evtl. polymerisierter Zucker usw.) wieder aufgenommen. Wenn er überlebende Pankreas mit dextrosehaltiger Lockescher Lösung durchströmte und die Durchströmungsflüssigkeit nachher durch überlebendes Säugerherz leitete, so verschwand mehr Dextrose, als wenn das Herz allein durchströmt wurde. Das verminderte Reduktionsvermögen der Perfusionsflüssigkeit war teils auf die Bildung eines nicht reduzierenden, polymerisierten und durch Hydrolyse wieder als Glucose zu gewinnenden Zucker, teils auf Zerstörung von Zucker durch „Hydrolyse oder Oxydation" zurückzuführen. Der letztere Anteil des verminderten Reduktionsvermögens war größer, als wenn das Herz allein durchströmt wurde. CLARK schloß aus seinen Versuchen, daß das Pankreas einen Stoff abgibt, welcher den Zuckerverbrauch auch im überlebenden Herzen erhöht. Der Autor glaubte, daß dieser Stoff eher die Eigenschaft eines Enzyms besitze; er war sehr unbeständig beim bloßen Stehen, wurde durch Kochen inaktiv und wirkte in kleinen Mengen.

Transplantations- und Parabioseversuche.

Durch diese Forschungsrichtung konnte scharf bestätigt werden, daß das Pankreas ein Kohlenhydratstoffwechsel-Hormon produziert. Wenn MINKOWSKI[133]) Teile des Pankreas zunächst mit Gefäßstiel verlagerte und nach Einheilung den Stiel durchtrennte, trat kein Diabetes auf. HÉDON[134]) und THIROLOIX[135]) verifizierten diesen Befund. Später gelang es MARTINA[136]) und HÉDON[137]) Pankreasgewebe auch frei in die Milz zu transplantieren und dadurch einen Diabetes zu bessern.

Schließlich demonstrierte FORSCHBACH[41]) durch Parabioseversuche nach SAUERBRUCH und HEYDE, daß der Pankreasdiabetes durch Parabiose mit einem Normaltier verhindert wurde.

Diese historische Übersicht ist fast eine Anklageschrift gegen die physiologische und medizinische Forschung. Mehr als einmal während 32 Jahren stand man direkt vor der Darstellung dieses aktiven Prinzips. Ich erinnere nochmals an die Versuche von SCHULZE, SSOBOLEW, DIAMARE, RENNIE und FRASER, die schon vor fast 20 Jahren den richtigen Weg zeigten, oder an die jetzt 10 Jahre zurückliegende Arbeit von SCOTT, in welcher ein wirksames Pankreasextrakt beschrieben ist. Gute Grundlagen für weitere Experimentalforschungen waren gegeben; aber die Versuche wurden nie in ihrer Tragweite richtig gewürdigt; weitere Ausarbeitungen oder Nachprüfungen erfolgten selten. Die Entdeckung der beiden jungen Forscher BANTING und BEST ist ein Beispiel dafür, wie man unvoreingenommen und durch Literaturkenntnis nicht zurückgeschreckt zu den wichtigsten Ergebnissen gelangen kann.

II. Insulin. Experimenteller Teil.

Darstellung des Insulins.

Bekanntlich gingen die erfolgreichen Arbeiten von BANTING und seinem Mitarbeiter BEST (November 1920)[49] von der früher schon oft angenommenen Hypothese aus, daß die tryptischen Fermente der äußeren Sekretion des Pankreas das innersekretorische Hormon vernichten, und deshalb die Darstellung eines wirksamen Inselextraktes früher gescheitert sei. Um diese tryptische Wirkung auszuschließen, stellten sie Extrakte von atrophischen Drüsen dar, die sie erhielten, wenn der Ductus pancreaticus einige Wochen vorher unterbunden worden war. Seit SCHULZE und SSOBOLEW war ja bekannt, daß bei Unterbindung des Pankreasausführungsganges nur die außersekretorischen Drüsen degenerieren und schließlich die Langerhansschen Inseln übrigbleiben. Das Extrakt der atrophischen Drüsen wurde mit Ringerlösung dargestellt und filtriert und führte bei intravenöser Applikation am pankreatektomierten Hunde zu Blutzuckerabfall, Verminderung der Glykosurie und Verlängerung der Lebensdauer. Rectale Injektionen dieses Extraktes waren unwirksam, ebenso gekochtes Extrakt bei intravenöser Zufuhr. Dauer und Intensität der Wirkung waren von der Menge des zugeführten Extraktes direkt abhängig. Pankreassaft zerstörte das aktive Prinzip. Ein Jahr später (November 1921) stellten BANTING und BEST[50]) auch ein wirksames Ringerextrakt aus Pankreas von Kälberembryonen her, da bekanntlich im fötalen Leben die außersekretorischen Drüsen noch nicht, dagegen die Inseln schon in Funktion sind. Später zeigte es sich, daß das wirksame Prinzip sich auch durch Alkohol aus der Drüse herauslösen ließ, wodurch die Sterilität des Extraktes besser garantiert wurde und zugleich sich die Aussicht eröffnete, durch Alkoholextraktion auch aus der gesamten Drüse erwachsener Tiere das aktive Hormon zu gewinnen. Mit der Hilfe des Biochemikers COLLIP von der Universität Edmonton (Canada) gelang schließlich die Darstellung eines eiweißfreien, auch subcutan wirksamen, wasserlöslichen Extraktes aus frischem Rinderpankreas. Nach zahlreichen Tierversuchen wurde es im Januar 1922 zum ersten Male beim menschlichen Diabetes mit Erfolg angewandt [BANTING, BEST, COLLIP, CAMPBELL und FLETCHER[51])]. Dieses Extrakt wurde als Insulin bezeichnet. (Vgl. die Referate in der Klin. Wochenschr. 2, 147, 619 u. 704. 1923.)

Die Collipsche Darstellung[52]) *des Insulins:* Das Collipsche Verfahren wird hier nicht nur ausführlich wiedergegeben, weil es die erste Methode ist, die zu einem klinisch brauchbaren Pankreashormon führte, sondern auch deshalb, weil sie wohl die Grundlage für die Darstellung der meisten Insulinpräparate bildet, welche bereits im Handel sind und noch in den Handel kommen.

Frisches zerkleinertes Pankreas wird mit dem gleichen Volumen 95 proz. Alkohol vermischt einige Stunden unter gelegentlichem Umschütteln stehengelassen. Der Brei wird dann durch ein Tuch geseiht und der flüssige Anteil sofort filtriert. Zum Filtrat werden 2 Volumen 95 proz. Alkohol zugefügt, wodurch der Großteil der Eiweißkörper entfernt wird, während das aktive Prinzip in Lösung bleibt. Nach mehrstündigem Stehen wird vom ausgefallenen Eiweiß abfiltriert und das Filtrat bei niedriger Temperatur (18 bis 30°) im Vakuum zu kleinem Volumen eingeengt. Nachher werden durch zweimaliges Ausschütteln mit Äther die Lipoidsubstanzen weggelöst und die wässerige Lösung im Vakuum zu einer Paste eingeengt. Zu dieser Paste wird 80 proz. Alkohol zugegeben und zentrifugiert. Salze und noch vorhandene Eiweißkörper trennen sich dann von einer alkoholischen Schicht, welche das gesamte Insulin enthält, ab. Diese oberste alkoholische Schicht wird abgehebert und mit einigen Volumen absoluten Alkohols versetzt. Das aktive Prinzip fällt jetzt in weißgelben Flocken aus. Es haftet so fest am Glas, daß der Alkohol nach einigen Stunden, wenn alles

Insulin ausgefallen ist, ohne Verlust an wirksamer Substanz gut abgegossen werden kann. Das wirksame Prinzip wird in H_2O gelöst und kann im Vakuum auf gewünschte Konzentration eingeengt werden. Die Lösung wird durch ein Berkefeldfilter filtriert, auf Sterilität geprüft, isotonisch gemacht und ist dann für den klinischen Gebrauch verwendungsfähig. Für die Darstellung im großen wurde das Verfahren etwas abgeändert [vgl. BEST und SCOTT[139])]: Die zerkleinerten Pankreasdrüsen werden mit dem gleichen Volumen 95 proz. Aceton, dem eine kleine Menge Ameisensäure (nicht über 0,1%) zugefügt ist, extrahiert. Nach einigen Stunden Stehen wird filtriert. Das Filtrat breitete man in emaillierten, flachen Trögen aus, bringt die Tröge in einen Tunnel und engt durch einen Luftzug bei höchstens 35° auf $^1/_{10}$ des Volumens ein. Später geschah das Einengen mit Hochvakuumpumpen. Nach dem Einengen wird zur Entfernung der Lipoide auf 0° abgekühlt und filtriert. Zum Filtrat wird 95 proz. Äthylalkohol zugefügt bis ungefähr zu 80%, dann wieder filtriert und das Filtrat mit 5 oder mehr Volumen 95 proz. Alkohol versetzt. Die weitere Prozedur geht nach der ursprünglichen Collipschen Methode.

DUDLEY[57]) verwendet die Darstellungsmethoden nach COLLIP mit einigen kleinen Abänderungen, von denen wohl die wichtigste ist, daß er bei möglichst niederer Temperatur (— 3°) arbeitet. Er erhält aus ungefähr 15 g Pankreas eine Kanincheneinheit.

ROBERTSON und ANDERSON[138]) geben zu dem alkoholischen Extrakt, das sie nach COLLIP erhalten und das etwa 50% Alkohol enthält, wasserfreies Na_2SO_4 oder ausgetrocknetes Na-Sulfat (Na_2SO_4: H_2O) und entnehmen damit der Lösung $^4/_5$ des Wassers bis der Alkoholgehalt über 80% ist. Auf diese Weise wird Zeit und Alkohol gespart.

Eine *Modifikation der Collipschen Darstellungsmethode* ist von DOISY, SOMOGYI und SHAFFER[61]) angegeben:

Zu jedem Kilogramm fein zerkleinerten, frischen Pankreas werden ungefähr 40 ccm 10 n · H_2SO_4 (oder 40 ccm konzentrierter HCl), 1200 ccm 95 proz. Alkohol und 300 H_2O zugefügt. Der Brei wird während 4—12 Stunden bei Zimmertemperatur stehengelassen und hie und da gut umgerührt. Die Flüssigkeit wird durch ein Tuch so vollständig wie möglich abgepreßt und der zurückbleibende Brei nochmals mit 1 l oder mehr 60 proz. Alkohol versetzt und wieder abgepreßt. Zu der vereinigten, trüben Flüssigkeit wird NaOH zugefügt, bis nur noch schwach saure Reaktion gegen Lackmus besteht. Nach Abfiltrieren durch Papier wird das Filtrat in flachen Trögen ausgebreitet und durch warme Luft so lange eingeengt, bis aller Alkoholgeruch verschwunden oder das

Volumen auf $^1/_4$ bis $^1/_{10}$ verringert ist. (Die Temperatur der Flüssigkeit soll dabei 20 — 30° nicht überschreiten.) Die eingeengte Flüssigkeit wird ohne Filtration in einen Scheidetrichter übergeführt, mit HCl oder H_2SO_4 leicht angesäuert, auf je 100 ccm Flüssigkeit 40 g festes $(NH_4)_2SO_4$ zugefügt und bis zur Lösung geschüttelt. Nach einigen Stunden Stehen sammelt sich der entstandene flockige Niederschlag an der Oberfläche der Flüssigkeit an und gerinnt zu einer kompakten Schicht. Die untere Flüssigkeitsschicht wird möglichst vollständig abgelassen. Ist alle Flüssigkeit entfernt, so werden für jedes Kilogramm Ausgangsprodukt etwa 50 ccm 75 proz. Alkohol zugefügt, welcher das Insulin auflöst. Diese Lösung und der Rückstand werden in Zentrifugenröhren gebracht, etwas 60 proz. Alkohol hinzugefügt und zentrifugiert. Die klare alkoholische Lösung wird abpipettiert und mit 8—10 Volumen 95 proz. Alkohol versetzt. Die Reaktion der Mischung wird auf p_H 5—6 gebracht und nach einigen Stunden Stehen filtriert. Das Präcipitat wird in leicht saurem oder alkalischem H_2O gelöst. Für die klinische Verwendung wird das Material noch gereinigt durch wiederholtes Ausfällen beim iso-elektrischen Punkt und durch Ausfällen mit $(NH_4)_2SO_4$ und Alkohol. Die Autoren erhalten auf diese Art gewöhnlich aus je 2 g gehacktem Pankreas eine ,,1 kg-Kanincheneinheit".

Insulindarstellungsmethode nach ALLEN, PIPER, KIMBALL und MURLIN[53]): Sie stützt sich auf die Tatsachen, daß halbstündiges Erwärmen eines sauren wässerigen Pankreasextraktes auf 75—80° C das aktive Prinzip nicht zerstört [PIPER, MATTILL und MURLIN[54]], daß durch Erhitzen von Pankreas in 0,2 n-HCl gerade bis zum Sieden ein wirksames Pankreasextrakt erhalten werden kann [MURLIN, CLOUGH, GIBBS und STOKKES[55])] und daß aus 80% äthyl-alkoholischer Lösung das Insulin durch Sättigung mit NaCl oder mit Methyl-, Propyl-, Butyl- oder Amylalkohol vollständig ausgefällt wird [KIMBALL, PIPER, ALLEN[56])].

Ochsenpankreas, welches von Bindegewebe befreit ist, wird im Schlachthaus sofort in 0,2 n-HCl gebracht, auf 0° abgekühlt und so ins Laboratorium transportiert. Im Laboratorium wird die HCl abgeschüttet, die Pankreasdrüsen gehackt und der Brei sofort mit 4 Volumen 0,2 n-HCl versetzt. Die Mischung kann dann entweder für eine Stunde auf 75° C oder auf freier Flamme gerade bis zum Sieden gebracht werden. Dann wird sie unter dem Wasserhahn auf 20° oder niedriger abgekühlt, um das Fett zum Erstarren zu bringen. Das Material wird nachher durch ein Tuch geseiht, mit n-NaOH zu p_H 4,9 gebracht und über Nacht durch ein gewöhnliches Filter filtriert. Zu je 100 ccm Filtrat werden 250 g NaCl zugefügt und bis zur vollständigen Lösung umgerührt. In der rasch eintretenden Fällung ist alles Insulin enthalten. Nach 2 stündigem Stehen wird abdekantiert und das Präcipitat entweder abfiltriert oder abzentrifugiert. Der Niederschlag wird mit Alkohol von nicht über 70% behandelt und die unlöslichen Eiweißkörper entfernt. Dann werden 3—5 Volumen Amylalkohol zugefügt, geschüttelt und wieder zentrifugiert. Der Niederschlag liegt jetzt zwischen wässeriger und alkoholischer Schicht; er wird mit 80% Alkohol versetzt, filtriert und das Filtrat durch Luftzug getrocknet. Die weitere Reinigung wird vervollständigt durch nochmalige Lösung in 80% Alkohol und Eindampfen im Vakuum. Das trockene Material wird in sterilem Wasser aufgenommen, aseptisch filtriert und auf eine Reaktion von p_H 4,0 oder niedriger gebracht. Das Präparat ist wasserklar und gibt schwache Biuretreaktion.

Die *Darstellungsmethode nach* MOLONEY und FINDLAY[140] beruht auf dem Prinzip, daß Insulin durch Benzoesäure leicht adsorbiert wird. Die zerkleinerten Drüsen werden mit Alkohol extrahiert und das Filtrat im Vakuum konzentriert. Zu jedem Liter der rohen, wässerigen, konzentrierten Lösung werden 50 ccm 25proz. Na-Benzoat und 12,5 ccm konzentrierte HCl zugefügt. Nach Auftreten des ersten Niederschlages werden nochmals 40 ccm 25proz. Na-Benzoat und 10 ccm konzentrierte HCl zugefügt und das Präcipitat nach Absetzen abfiltriert. Das Filtrat wird noch 1- oder 2mal mit der gleichen Menge Na-Benzoat und HCl versetzt um evtl. einen weiteren Niederschlag zu gewinnen und Verluste an wirksamer Substanz zu vermeiden. Die Niederschläge werden vereinigt und zu einem kleinen Volumen von 80% Alkohol, welcher Benzoesäure und Insulin löst, zugegeben. Nachher wird im Vakuum zur Trockne verdampft und die Benzoesäure mit Äther ausgelöst. Die Mischung wird danach in einen Scheidetrichter übergeführt, ein wenig H_2O zugegeben; das Insulin ist jetzt im wässerigen Teile. Die Methode hat den Vorteil, daß weniger Alkohol gebraucht wird; sie gibt zudem ein reineres, weniger Eiweißkörper enthaltendes Präparat.

Darstellungsmethode durch Durchströmen des intakten Pankreas nach CLOUGH und MURLIN[86]. Pankreas wird bei 37—45° mit 0,2% HCl mit einem Druck von 120 mm Hg während einer Stunde durchströmt. Auf diese Weise wird angeblich 3 mal mehr Insulin erhalten als durch Extraktion des zerkleinerten Organs; 1 Kanincheneinheit konnte im Durchströmungsverfahren aus 3,3—3,8 g Pan-

Darstellung des Insulins.

kreas gewonnen werden, während mit Extraktion für die gleiche Insulinmenge 10—13 g Drüsensubstanz nötig waren. Die Durchströmungsflüssigkeit ist außerdem erheblich weniger eiweißhaltig. Sie wird auf folgende Weise gereinigt: Der Säureüberschuß wird neutralisiert bis zu p_H 5,85; die ausfallenden Eiweißkörper werden abfiltriert und das Filtrat sofort wieder auf p_H 4,1 gebracht. In diesem Filtrat wird auf je 3,5 g des verwendeten Pankreas 1 g NaCl gelöst und dann zur Trockne verdampft. Der Überschuß an Salz und die Eiweißkörper werden durch wiederholte Extraktion mit 80% Alkohol und Trocknen entfernt. Der übrigbleibende Körper wird mit geringen Mengen destilliertem H_2O aufgenommen und wieder auf p_H 4,1 gebracht. Die auf solche Weise dargestellte „anti-diabetische Substanz" ist unlöslich in destilliertem H_2O, aber leicht löslich in schwachen Säuren und Alkalien. Sie ist frei von Chloriden und gibt weder Biuret- noch Millonsche noch Xanthoproteinreaktion. Ihre klinische Wirksamkeit ist durch GIBBS und SUTTER[87]) geprüft.

MCCARTHY und OLMSTED bekamen mit der Durchströmungsflüssigkeit Insulinwirkung am pankreaslosen Tier, wenn sie lange Zeit mit Ringer- oder Tyrodelösung das Pankreas durchströmten. Sie glauben, daß unter diesen Umständen die Zellen nicht einfach das Hormon abgeben, sondern extrahiert oder gelöst werden, und bekommen deshalb ein sehr unreines Präparat. Wenn die gleichen Autoren defibriniertes Blut eines pankreas-diabetischen Hundes, leicht verdünnt mit Tyrode, während 15—60 Min. durch Pankreas strömen ließen und dann auf einen diabetischen Hund transfundierten, trat keine sichere Insulinwirkung auf.

In den letzten Monaten sind die Darstellungsmethoden des Insulins noch verbessert und die Ausbeute aus Pankreas gesteigert worden. Mit Hilfe dieser vervollkommneten Technik ist es BEST, SCOTT und BANTING[88]) gelungen, auch aus Blut der verschiedenen Tiere und aus Thymus, Gld. Submaxillaris, Thyreoidea, Milz und Leber Insulin darzustellen. Am meisten Insulin enthalten Thymus und Submaxillaris, doch steht die daraus gewonnene Menge weit hinter der aus Pankreas dargestellten zurück. Aus dem Urin Gesunder ließ sich ebenfalls Insulin gewinnen; im Diabetikerurin fehlte es, trat aber nach Insulinbehandlung auf. Schwangere Frauen schieden mehr Insulin aus als Männer.

Die jetzige Darstellungsmethode wird von BEST und SCOTT[139]) wie folgt beschrieben: Die frischen Drüsen werden gewogen, fein zerkleinert und in Steinguttöpfe gebracht, welche gleiches Gewicht wie die Drüsen an 95 proz. denaturiertem (10% Methylalkohol) Alkohol enthalten. Der Alkohol ist mit Essigsäure bis 1,3% angesäuert, damit eine hohe H-Ionenkonzentration vorhanden ist, welche die Wirksamkeit der proteolytischen Enzyme verhindert und die Eiweißstoffe so verändert, daß sie später besser ausfallen. Nach dreistündiger Extraktion, während welcher hie und da leicht umgeschüttelt wird, wird die alkoholische Mischung in eine Zentrifuge gebracht und die feste Substanz abzentrifugiert. Die feste Substanz wird dann ein zweites Mal mit 60 proz. Alkohol versetzt, 3 Stunden stehengelassen und wieder zentrifugiert. Nach Vereinigung beider Extrakte wird mit NaOH gegen Lackmus neutralisiert und auf 0° abgekühlt. Während der Abkühlung wird die Flüssigkeit trübe, da sich Fett und Eiweiß abscheiden. Die Mischung wird durch große Glastrichter mit Faltenfilter filtriert. Das Filtrat ist meist farblos und enthält die wirksame Substanz; es wird im Vakuum bei einer Temperatur, die 30° nicht übersteigen darf, auf $1/20$ seines Volumens eingeengt. Nach dem Einengen wird auf 55° erhitzt, wobei die Lipoide neben anderem Material an die Oberfläche steigen und entfernt werden können. Diese Fettmengen enthalten aber noch ungefähr $1/4$ der wirksamen Substanz und werden deshalb mit Äther über Nacht stehengelassen, um das Fett herauszulösen. Der Äther wird dann abgeschüttelt, der Rückstand mit denaturiertem Alkohol auf 80% gebracht und filtriert.

Zu der eingeengten alkoholischen Lösung, welche nach Einengen und Entfernen der Lipoidsubstanzen resultierte, wird Ammoniumsulfat bis zur Halbsättigung zugefügt (37 g auf 100 ccm) und gut umgerührt. Die Eiweißkörper fallen meist sofort aus und steigen an die Oberfläche der Lösung. Nach $1/2$ stündigem Stehen wird der Eiweißniederschlag abgeschöpft und für 3—6 Stunden noch durch gehärtete Filter abtropfen gelassen. Zu der von den Eiweißkörpern befreiten Lösung und der noch aus dem Filter abgetropften Flüssigkeit

Darstellung des Insulins. 27

wird so viel 95proz. Alkohol zugefügt, daß eine Konzentration von 75—80% resultiert; gewöhnlich braucht man dazu nur wenig Alkohol. Es fällt jetzt noch mehr Eiweiß aus und wird durch Filtration entfernt. Dieses Filtrat wird mit dem Filtrat, das durch nochmaliges Ausziehen der Fettsubstanz erhalten wurde, vereinigt und darauf durch Zusatz von gleichem Volumen Schwefeläther die wirksame Substanz ausgefällt. Nach Stehen über Nacht wird der Äther abdekantiert und der Niederschlag im Vakuum eingetrocknet. Die Trockensubstanz wird darauf mit verdünntem NH_4OH bis zu p_H ungefähr 8 versetzt, wobei sich das Insulin auslöst. Die Flüssigkeit wird dann auf p_H 3,8 gebracht, worauf ein dunkelgefärbtes Material ausfällt, das durch Filtration entfernt wird. Das erhaltene wässerige Filtrat enthält das Insulin und kann für die klinische Verwendung noch mit DUDLEYS Picrat-Methode oder nach MOLONEY und FINDLAY mit Kohle (noch nicht publiziert) gereinigt werden. Das gereinigte Produkt wird mit angesäuertem H_2O von p_H 2,5 zu gewünschter Konzentration verdünnt und am Kaninchen eingestellt. Nach Standardisierung wird 0,1% Tricresol zugefügt und durch Mandlerfilter filtriert. Nach Filtrieren und Prüfung auf Sterilität wird nochmals die Wertigkeit im Tierversuch bestimmt.

Nach dieser Methode können jetzt aus 1 kg Pankreas 400, maximal sogar bis 900 Einheiten gereinigte Substanz erhalten werden. Die Alkoholextraktion ist der Extraktion mit siedendem H_2O vorzuziehen, da die wässerige Extraktion unter besten Bedingungen nur ungefähr 225 Einheiten aus 1 kg Pankreas darstellen läßt; außerdem sind die wässerigen Extrakte schwerer zu reinigen als die alkoholischen.

Als *Ausgangsmaterial* für die Insulindarstellung dienen Rinder-, Schweine- und Schafpankreas. Außerdem hat sich durch die Untersuchungen von JACKSON[58]) und MACLEOD[59]) eine ausgiebige Quelle in den Bauchspeicheldrüsen von *Knorpel-* und *Knochenfischen* eröffnet. Der Bedarf scheint sichergestellt zu sein. Mit den Untersuchungen an Knochenfischen hat MACLEOD auch den ersten *positiven* Beweis liefern können, daß tatsächlich die Langerhansschen Inseln die

Produzenten des wirksamen aktiven Prinzips sind. Es war schon seit RENNIE und DIAMARE bekannt, daß bei den Knochenfischen die Hauptinseln isoliert aus dem übrigen Drüsenkörper herauspräpariert werden können. MACLEOD wiederholte diese Versuche von RENNIE und verwandte mit Vorteil die bereits bekannte Technik der Darstellung wirksamer Extrakte. Ein Extrakt isolierter Hauptinseln besaß die typischen Eigenschaften der antidiabetischen Substanz; während Extrakte aus dem von Langerhansschen Inseln befreiten Drüsenkörper keine Insulinwirkung zeigten. Durch diese Versuche wurde auch der Name Insulin gerechtfertigt.

Sehr interessant und vielleicht auch von praktischer Bedeutung sind die Mitteilungen, die COLLIP[89]) neuestens über ein blutzuckererniedrigendes Extrakt aus Hefe, Lattich, Zwiebelkraut und feinem Rasengras veröffentlicht. Das Extrakt wird hergestellt, indem die Pflanze durch CO_2-Schnee gefroren, nachher zerrieben, in 70—80° Wasser gebracht und die wässerige Aufschwemmung auf einmal zu 5 Vol. 95 proz. Alkohols gegeben wird. Nach Filtration wird über Luftstrom eingeengt. Das Chlorophyll fällt nach der Alkoholverdampfung aus, und der zurückbleibende Saft wird filtriert. Aus dem Saft kann das aktive Prinzip durch Halbsättigung mit $(NH_4)_2SO_4$ ausgefällt werden. Am Kaninchen treten auf Injektionen dieses Extraktes 2 Reaktionsformen auf, eine sofort einsetzende und eine erst nach Tagen oder Wochen einsetzende Hypoglykämie. Wird hypoglykämisches Blut einem Kaninchen im Reaktionsstadium entnommen und das Serum einem zweiten gesunden Tier injiziert, so tritt auch beim zweiten Tier innerhalb einiger Tage ein hypoglykämischer Zustand ein. Diese Tierpassagen können erfolgreich beliebig oft wiederholt werden. Die mit Serum geimpften Tiere zeigen rasenden Hunger, verlieren aber doch an Gewicht und gehen in einigen Tagen abgemagert und hypoglykämisch ein. Ein Pankreashund konnte mit 3 Dosen Zwiebelkrautextrakt 66 Tage, z. T. frei von Glucosurie, am Leben erhalten werden. COLLIP glaubt, daß dieses aktive Prinzip vom Insulin verschieden wirkt. Er nennt die wirksame Substanz „Glukokinin".

Physikalische und chemische Eigenschaften des Insulins.

Das nach COLLIP dargestellte Insulin ist ein weißes hygroskopisches Pulver, welches sich in Wasser mit leicht gelber Farbe löst. In 80 proz. Alkohol ist es löslich, in 93 proz. nicht. Es wird von DUDLEY[57]) als ,,crude Insulin" bezeichnet, da es noch über 50% anorganische Salze (Chloride und Phosphate) enthält. In leicht saurer Lösung (p_H 5—6) kann es auf siedendem Wasserbad bis zu 30 Minuten erwärmt werden, ohne in seiner Wirksamkeit einzubüßen, dagegen wird es durch 3 Minuten langes Kochen zerstört.

Durch Trypsin und Pepsin wird es vernichtet, durch Kaolin, Tierkohle und Benzoësäure adsorbiert. Es dialysiert nicht; die im Dialysator zurückbleibende Flüssigkeit verliert aber an Wirkungsstärke, ebenso büßt es beim Filtrieren durch Berkefeldfilter an Wirksamkeit ein [BEST und MACLEOD[60])]. Wird die Insulinlösung jedoch auf p_H annähernd 7,5 gebracht, so tritt bei Filtration durch Tonkerzen kein Verlust ein [DUDLEY[57])].

DOISY, SOMOGYI und SHAFFER[61]) haben ihr Insulinpräparat soweit gereinigt, daß ungefähr 0,25 mg der Substanz genügte, um bei einem 1 kg schweren Kaninchen die charakteristischen hypoglykämischen Konvulsionen hervorzurufen. Dieses Material ist ein weißes Pulver, enthält 14% N, ist frei von Phosphor, gibt Biuretreaktion, zweifelhafte Millonsche Reaktion und schwache Reaktion mit Glyoxylsäure. Es ist linksdrehend, löslich in Wasser, ausgenommen bei p_H 5—6, bei welcher Reaktion es aus seinen Lösungen unvollständig ausfällt. In Alkohol ist es, ausgenommen im isoelektrischen Punkt (p_H ungefähr 5), löslich und kann durch Halbsättigung mit $(NH_4)_2SO_4$ aus wässeriger Lösung ausgefällt werden. Die wirksame Substanz scheint eine Albumose oder ein Globulin zu sein. Möglicherweise ist aber das aktive Prinzip nur an die Eiweißkörper adsorbiert. Für diese Annahme würde sprechen, daß nach BEST und MACLEOD[60]) das Insulin aus Rochen-Pankreas diese Farbenreaktion auf Eiweißkörper nicht gibt [von DUDLEY[57]) nicht bestätigt]. Das von ALLEN,

PIPER, KIMBALL und MURLIN[53]) dargestellte gereinigte Präparat soll ebenfalls weder Biuret noch Millon, noch Xanthroproteinreaktion geben und ist zudem frei von Chloriden. Dieses Präparat ist in destilliertem H_2O unlöslich, dagegen löslich in schwachen Säuren oder Alkalien.

DUDLEY[57]) hat erfolgreiche Reinigungsversuche ausgeführt durch Ausfällen der wässerigen Lösung des „rohen Insulins" (COLLIP) mit Pikrinsäure.

Die Darstellungsweise des Pikrates geht folgendermaßen vor sich: Eine 1,5 proz. wässerige Lösung von Rohinsulin wird durch Zentrifugieren von kleinen Mengen nicht gelöster Substanz befreit und zur Hälfte ihres Volumens mit gesättigter wässeriger Pikrinsäurelösung versetzt. Es entsteht sofort eine flockige Fällung, welche rasch zu Boden sinkt. Nach 1—2 tägigem Stehen bei Zimmertemperatur wird die klare, überstehende Flüssigkeit abgegossen. Der Niederschlag wird mit etwas Wasser aufgerührt und zentrifugiert. Durch wiederholtes Zugießen von H_2O in die Zentrifugenröhre wird der Niederschlag ausgewaschen, bis schließlich die überstehende Flüssigkeit auf wenige Tropfen einer gesättigten wässerigen Pikrinsäurelösung eine leichte Trübung zeigt. Diese Trübung zeigt an, daß das Pikrat in Lösung zu gehen beginnt. Der Niederschlag wird dann in wenig Wasser aufgenommen, filtriert und im Vakuum über H_2SO_4 getrocknet. Das aktive Prinzip wird quantitativ als *Pikrat* ausgefällt. Die Fällung stellt ein citronengelbes, amorphes Pulver dar und wiegt etwa 7,5% des Ausgangsgewichtes an Rohinsulin. Die Pikrinsäurefällung ist in Wasser nur wenig löslich, dagegen in $^n/_{15}$ Na_2HPO_4, und enthält im Milligramm etwa eine 2-kg-Kanincheneinheit.

Aus dem *Pikrat* wird eine Salzsäureverbindung „Insulin hydrochloride" dargestellt, indem man 1 g des Pikrats mit 6 ccm absolutem Alkohol bis zu einer feinen Suspension verreibt und mit weiteren 2 ccm absoluten Alkohols quantitativ in ein Zentrifugenglas überführt. Dann werden 4,5 ccm Salzsäurealkohol (5 Gewichtsprozente konzentrierter HCl in absolutem Alkohol) zugefügt, einige Minuten umgerührt und 30 ccm Äther zugefügt. Die Salzsäureverbindung fällt jetzt aus; sie wird abzentrifugiert, zweimal mit Äther gewaschen und im Vakuumexsiccator über H_2SO_4 getrocknet. Es werden etwa 75—80% des verwendeten Pikrates gewonnen.

Diese *Salzsäureverbindung* ist ein wasserlösliches, nichthygroskopisches, beständiges Pulver und enthält in 0,5—1 mg eine 2-kg-Kanincheneinheit. Aus 20—25 kg Pankreas wird

1 g dieser Salzsäureverbindung gewonnen; ein Verlust an aktiver Substanz soll bei der Darstellung nicht eintreten. Im Gegensatz zum Rohinsulin enthält die Salzsäureverbindung keinen Phosphor mehr, die Seliwanoffsche Probe und die Tryptophanprobe sind negativ, und die Millonsche Reaktion ist äußerst schwach. Noch positiv sind Molischsche, Biuret- und Paulysche Reaktion; außerdem enthält die Substanz noch organischen Schwefel in unbekannter Verbindung. Wird zu der wässerigen Lösung dieser Salzsäureverbindung starke Säure bis zu einem Gehalt von ungefähr 3,3% HCl hinzugefügt, so fällt ein sehr stark wirksames Präparat aus, das in 0,25 mg eine Kanincheneinheit enthält. Die Fällung ist aber nicht vollständig (32%). Beim Zufügen von Alkali ($^n/_{15}$ Na$_2$HPO$_4$) bis zum isoelektrischen Punkt, p_H 5,7, fällt aus der Salzsäureverbindung ein etwa $1^1/_2$ mal so starkes Präcipitat aus, als die Salzsäureverbindung war. Es fällt aber nur die Hälfte der aktiven Substanz aus. Das ,,Insulin hydrochloride" ist von den blutdrucksenkenden Substanzen, welche das ,,crude Insulin" enthält, frei. DUDLEY hält das Insulin für eine proteinähnliche, hochkomplexe Substanz, deren chemisch reine Darstellung oder Synthese mit den jetzt zur Verfügung stehenden Methoden sehr unwahrscheinlich sein dürfte.

Die experimentellen Grundlagen der Insulinwirkung.

Insulinwirkung ist von den Entdeckern BANTING und BEST zuerst an pankreaslosen Hunden nachgewiesen worden. Abfall des Blutzuckers, Verminderung der Glykosurie und Rückgang der Ketonurie waren die Kardinalsymptome, welche bewiesen, daß in der verwendeten Substanz tatsächlich das aktive Prinzip vorhanden war. Für das weitere Studium der Insulinwirkung war dann die Tatsache wichtig, daß auch der gesunde Organismus auf Insulin mit Blutzuckerverminderung und ihren Folgezuständen reagierte.

Der Blutzucker.

Wird einem gesunden Tier Insulin subcutan gegeben, so sinkt der Blutzucker in den nächsten Stunden ab [BANTING, BEST, COLLIP, MACLEOD und NOBLE[62]].

Insulin. Experimenteller Teil.

Der Grad der Glykämiewirkung ist auch bei gleichen Versuchsbedingungen individuellen Schwankungen unterworfen; im großen ganzen steht er jedoch in direktem Verhältnis zur Größe der Insulindosis [BANTING, BEST, DOFFIN und GILCHRIST[64])]. Durch Hunger oder durch Arbeit glykogenarm gemachte Tiere reagieren auf leichte Insulindosen viel stärker als solche in normalem Ernährungszustand [MC. CORMICK, MACLEOD, NOBLE und O'BRIEN[63])]. Der Verlauf der Blutzuckerkurve ist etwa in der ersten halben Stunde nach Insulinzufuhr der gleiche, ob das Versuchsobjekt in gutem oder schlechtem Ernährungszustand sich befindet, ob

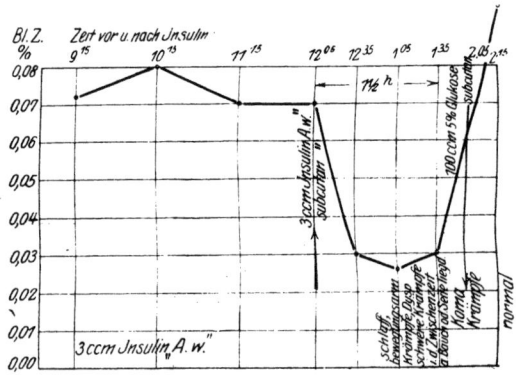

Kurve 1. Kaninchen, 4 kg schwer, 15 Stunden nüchtern.

Insulin intravenös oder subcutan zugeführt wurde, und was für eine Insulindosis auch angewendet worden ist. Erst der spätere Kurvenverlauf ist durch Insulindosis und Ernährungszustand in der Weise beeinflußt, daß große Insulindosis oder geringer Glykogenbestand den Grad und die Dauer der Hypoglykämie vergrößern. Der Blutzuckerabfall beginnt bald nach der subcutanen Injektion und kann bei hoher Insulindosis schon nach einer halben Stunde den maximalen Tiefstand erreichen [vgl. eigene Kaninchenversuche, Kurven Nr. 1 und 2, LYMAN, NICHOLLS und MC CANN[67])].

Nach Erreichen des hypoglykämischen Tiefstandes kann die Kurve wieder allmählich zum Normalwert ansteigen, sie kann aber auch, abhängig von der Größe der Reaktion, mehr

Die experimentellen Grundlagen der Insulinwirkung. 33

oder weniger lange, evtl. bis zum Exitus, mit kleineren Schwankungen auf niedrigem glykämischen Wert verharren.

COLLIP[65]) berichtet neuerdings über Versuche an normalen Kaninchen, bei denen Hypoglykämie erst 1—4 Tage nach Injektion eines Insulinpräparates auftrat. Die verwendeten Präparate waren aus der Muschel Mya arenaria gewonnen. Der Autor glaubt daraus schließen zu dürfen, daß das Insulin nicht als solches in den Langerhansschen Inseln vorhanden ist, sondern daß eine Muttersubstanz in den Inseln

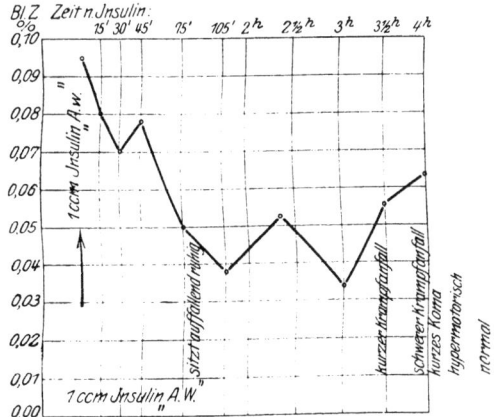

Kurve 2. Kaninchen, 1,9 kg schwer, 7 Stunden nüchtern.

existiert, die durch Extraktionsverfahren, welche unmittelbar wirkendes aktives Insulin ergeben, aktiviert wird. Durch andere Extraktionsverfahren konnte auch aus Mya aktives Insulin dargestellt werden. Die hypoglykämische Spätreaktion würde so zu erklären sein, daß durch bestimmte Extraktion unveränderte inaktive Muttersubstanz des Insulins gewonnen wird, welche sich nach der Injektion im Körper sukzessive in wirksame Substanz umwandelt.

Alimentäre Hyperglykämie und experimentelle Hyperglykämie, wie Piqûre-, Asphyxie-, Adrenalin-, CO-, Äther-

Hyperglykämie werden durch Insulingaben verringert oder verhindert [BANTING, BEST, COLLIP, MACLEOD und NOBLE [66])]. Die Hyperglykämie im experimentellen Pankreasdiabetes und genuinen Diabetes wird in gleicher Weise beeinflußt und damit auch die *Glykosurie*.

Der Symptomenkomplex der Hypoglykämie.

Führt eine Insulindosis zu einem Blutzuckerabfall bis auf 0,045% und darunter, so treten charakteristische Symptome auf, die zum erstenmal von BANTING, BEST, COLLIP, MACLEOD und NOBLE als hypoglykämische Reaktion beschrieben worden sind. Die Tiere bekommen zunächst Durst und Hunger, werden dann matt und bewegungsarm, dann ängstlich und schreckhaft. Dauert die Hypoglykämie weiter an oder nimmt sie zu, so treten klonische Krämpfe des ganzen Körpers auf, so daß sich z. B. Kaninchen ganz plötzlich während des Versuches hoch aufwerfen, nachher auf die Seite legen und frequente periodische Atmung zeigen. Solche Anfälle wiederholen sich bei andauernder toxischer Insulinwirkung immer häufiger; jedes Geräusch vermag weitere klonische Zuckungen auszulösen, schließlich kommen die Tiere in einen komatösen Zustand und gehen an Atemlähmung ein. Das sichere und äußerst rasch wirkende Antidot ist Glucose per os, subcutan oder intravenös (z. B. 30—40 g in 5 proz. Lösung). Andere Zucker zeigen keine so prompte Wirkung [NOBLE und MACLEOD [90])]. Damit ist indirekt bewiesen, daß der Zuckermangel der auslösende Faktor dieses Symptomenkomplexes ist (vgl. Kurve Nr. 1). Nach neuesten Untersuchungen am Torontoer physiologischen Institut von OLMSTED und LOGAN sind die Atmungsstörungen und Konvulsionen auf zentrale Wirkung des Insulins zurückzuführen. Bei decerebrierten Katzen, denen nur die Hemisphären, nicht die Medulla oblongata, entfernt worden war, konnten mit Insulin typische Konvulsionen ausgelöst werden, dagegen nicht bei dekapitierten Katzen, bei denen auch die Medulla oblongata mit weggenommen worden war. Bei den letzteren Tieren konnte der Blutzuckerspiegel unter den kritischen Wert gebracht und lange Zeit dort gehalten werden, ohne

Die experimentellen Grundlagen der Insulinwirkung. 35

daß Krämpfe auftraten. Es scheint demnach, daß bulbäre Zentren durch Insulin beeinflußt werden. Die Autoren glauben, daß die Insulinwirkung auf diese Zentren vielleicht eine sekundäre sei, indem durch das Sinken des Blutzuckers gewisse oxydative Prozesse behindert würden. Es komme dann zu einer Anoxämie, wie an der dunklen venösen Farbe des arteriellen Blutes während des konvulsiven Stadiums zu sehen sei, und auf die Sauerstoffarmut des Blutes würden die bulbären Ganglienzellen, besonders des Respirationszentrums, erregt. OLMSTED und LOGAN sehen im Auftreten und Verlauf der Konvulsionen bei Asphyxie und nach Insulin manche Vergleichspunkte.

DELEZENNE, HALLION und LEDEBT[154]) sahen unter mehr als 200 Kaninchenversuchen zweimal Konvulsionen bei normalem Blutzuckerspiegel auftreten. Sie glauben deshalb, daß die Hypoglykämie sicher nicht die einzige Ursache der nervösen Symptome sei, sondern vielleicht durch die Umwälzungen im Kohlenhydrat- oder Gesamtstoffwechsel eine Alteration der Funktion der Nervenzellen herbeigeführt werde.

Bei gleicher Insulindosis treten die hypoglykämischen Erscheinungen um so eher auf, je geringer die für den Organismus verfügbare Kohlenhydratreserve ist. Hunger und körperliche Anstrengungen, auch Durchfälle, welche zur Verminderung des Blutvolumens führen [JOSLIN, GRAY und ROOT[75])], beschleunigen die Ausbildung des hypoglykämischen Symptomenkomplexes.

Von der hypoglykämischen Reaktion am Gesunden, welche uns außerordentlich eindeutige und übertriebene hormonale Wirkungen demonstriert, war zu erwarten, daß sie am ehesten Einblick in den Insulinmechanismus geben würde. Bis jetzt hat sich aber diese Hoffnung noch nicht erfüllt. Wir können nicht mit Sicherheit erklären, wieso bei einem gut genährten Individuum in der kurzen Zeit von 1—2 Stunden nach einer Insulindosis ein solches Kohlenhydratdefizit entsteht, daß der physiologische Blutzuckerspiegel, der sonst mit großer Zähigkeit an einer unteren Grenze festgehalten wird, nicht mehr aufrechterhalten werden kann (vgl. unten „Mechanismus der Insulinwirkung").

Glykogen und Fett nach Insulin.

Nach DUDLEY und MARRIAN[69]) sind *Lebern* und *Skelettmuskeln* von gesunden Mäusen und Kaninchen, die sofort nach Auftreten von hypoglykämischen Krämpfen auf *Glykogen* aufgearbeitet wurden, sehr glykogenarm gegenüber der Norm:

	Normales Kaninchen % Glykogen	Insulin-Kaninchen % Glykogen
Leber.	5,53	1,86
Skelettmuskel . .	0,57	0,0

Einen ähnlichen Befund konnte der Referent an einem Kaninchen erheben, das 7 Stunden nach Insulin an schweren hypoglykämischen Krämpfen im Koma einging. Die nach PFLÜGER aufgearbeitete Leber enthielt nur 0,46%, die Oberschenkelmuskulatur 0,05% Glykogen.

Beim pankreasdiabetischen Hunde, bei welchem die Leber in der Regel sehr glykogenarm ist, fanden jedoch MACLEOD und Mitarbeiter[70]) nach Insulinbehandlung hohe Glykogenwerte in der Leber (bis 13,27%). Im Herzmuskel, der im Pankreasdiabetes erhöhten Glykogengehalt zeigt, näherte sich nach Insulingaben die Glykogenzahl der Norm. Bei einem mit Insulin behandelten Coma diabeticum fanden ALLEN und SHERRILL[76]) in der Leber 6,9% Glykogen, auf Frischgewicht bezogen. Die Muskeln wurden nicht chemisch aufgearbeitet; mikroskopisch ließ sich kein Glykogen nachweisen. CAMPBELL fand bei Fällen von Coma diabeticum, die mit Insulin behandelt worden waren und an Komplikationen zum Exitus kamen, Glykogen in Leber und Herzmuskel.

Der *Fettgehalt der Leber* bleibt beim gesunden Tier nach Insulin bis zum Eintritt der hypoglykämischen Reaktion unverändert [DUDLEY und MARRIAN[69])]. Beim pankreasdiabetischen Hund geht der Fettsäuregehalt der Leber unter Insulin zurück, ebenso nimmt der Blutfettsäuregehalt unter Insulinbehandlung ab [BANTING, BEST, COLLIP, MACLEOD[70])]. Auch beim menschlichen Diabetes nimmt der Gesamtfettgehalt des Blutes nach Insulinapplikation ab [JOSLIN, GRAY und ROOT[75]).

Die experimentellen Grundlagen der Insulinwirkung. 37

Der respiratorische Quotient.

BANTING, BEST, COLLIP, HEPBURN und MACLEOD[71]) fanden sowohl beim normalen wie beim pankreasdiabetischen Hunde einen Anstieg des respiratorischen Quotienten nach Insulin allein und nach Insulin und gleichzeitiger Kohlenhydratzufuhr. Sie erklärten dieses Anwachsen mit einer vermehrten Zuckerverbrennung. Nach DUDLEY, LAIDLAW, TREVAN und BOOCK[72]) tritt wohl in einigen von ihren Versuchen an normalen Mäusen und Kaninchen nach Insulin ein Ansteigen des respiratorischen Quotienten ein, zugleich nimmt aber die CO_2-Ausscheidung und O_2-Aufnahme ab, so daß die Erhöhung des respiratorischen Quotienten nicht als Zeichen einer Mehrverbrennung von Kohlenhydraten betrachtet werden kann. Am stoffwechselgesunden Menschen sehen KELLAWAY und HUGHES[73]) [auch LYMAN, NICHOLLS und McCANN[67])] mit dem Eintritt des hypoglykämischen Stadiums nach 10 Kaninchendosen ein Ansteigen des respiratorischen Quotienten über 0,9; gleichzeitig steigt die CO_2-Ausscheidung; O_2-Aufnahme und Calorienzahl bleiben jedoch unverändert oder steigen nicht in dem Maße, wie es die Verbrennung von Kohlenhydraten, aus dem Sinken des Blutzuckers berechnet, erfordern würde. Ein gleichlautendes Versuchsresultat des Referenten soll hier als Beispiel angeführt werden:

Ein 12 kg schwerer Hund, der seit 24 Stunden ohne Nahrung ist, erhält nach Bestimmung des Nüchtern-Gasstoffwechsels 20 klin. Einheiten Insulin. In der 2. und 4 Stunde nach Insulin wird der Gasstoffwechsel bestimmt. In der 4. Stunde ist das Tier schlaff und kann sich nicht mehr auf den Beinen halten; der Blutzucker ist kurz nach der Beendigung des Respirationsversuches 0,042%. Auf Glucosezufuhr erholte sich das Tier rasch wieder. Die Versuchswerte sind folgende:

	CO_2 lt. p. Stde.	O_2 lt. p. Stde.	R.-Q.
Vorperiode	5,387	7,37	0,731
20 Einheiten Insulin 2 Std. nach Insulin . .	5,686	6,78	0,839
4 ,, ,, ,, . .	4,823	5,13	0,940

Die Erhöhung des respiratorischen Quotienten kommt hauptsächlich von einer Verminderung des O_2-Verbrauches her. Gegen Ende des Versuches sinkt auch die CO_2-Abgabe. Diese Gaswechselversuche sprechen für Umsetzung des Zuckers in irgendeinen sauerstoffärmeren Körper, vielleicht in Fett, wie GEELMUYDEN[68]) auch daraus vermutet, daß der respiratorische Quotient nach Insulin über die Einheit ansteigen kann.

Ketokörper und Acidosis.

Der pankreas-diabetische Hund zeigt in der Regel nur eine geringgradige Ketonurie. Insulingaben bringen diese Acetonurie prompt weg (BANTING und Mitarbeiter). Viel eindrucksvoller ist die Insulinwirkung beim schwer acidotischen Diabetiker. Hier führt das Eingreifen des Pankreashormons in den kranken Stoffwechselmechanismus zum therapeutisch wichtigsten Erfolg, zur Abnahme und zum Verschwinden der Ketokörper in Blut und Urin. Für die Erklärung des Mechanismus der Insulinwirkung scheint mir dabei bedeutsam, daß es bei acidotischen oder komatösen Diabetikern vorkommen kann, daß ein Rückgang der Ketokörper in Blut und Urin und der Acidosis eintritt, bevor eine Reduktion des Blutzuckers erfolgt [vgl. z. B. CAMPBELL[74]), Tabelle V, S. 613]. Dieser Autor gibt allerdings mit jeder Insulindosis von 20—40 Einheiten 20 g Glucose per os. Die Hyperglykämie ist aber nicht alimentär bedingt, denn später verschwindet sie trotz gleicher Kohlenhydratzufuhr. Auch die nichtdiabetische, postoperative Acidosis läßt sich durch kleine Insulindosen von 5 bis 10 Einheiten mit Glucose zusammen rasch beseitigen. Die Symptome, wie Brechen und Ketonurie, verschwinden viel schneller als mit intravenöser Glucosezufuhr allein [THALHIMER[77])].

Das Kohlensäurebindungsvermögen, bestimmt nach VAN SLYKE, nimmt bei acidotischen Diabetikern unter Insulintherapie rasch zu und erreicht meist gleichzeitig mit dem Verschwinden der übrigen diabetischen Symptome die Norm. Der CO_2-Gehalt der Alveolarluft steigt an. Beim Normalen verändert Insulin die Alkalireserve des Blutes kaum (eigener Versuch am normalen Hund).

Die experimentellen Grundlagen der Insulinwirkung. 39

Na, Mg, Ca, K und anorg. P im Blut vor und nach Insulin beim Normalen und im Coma diabeticum.

Bei Diabetikern, davon zwei mit Koma, bei stoffwechselgesunden Menschen, bei hungerndem Hund und Kaninchen fanden HARROP und BENEDICT [78]) nach großen Insulindosen mit dem Abfall des Blutzuckers ein Sinken der anorganischen P- und der K-Werte in Serum und Urin. In Gegensatz dazu stellen sie das Anwachsen dieser Substanzen nach Strychninkonvulsionen, die bekanntlich mit Glykogenschwund einhergehen. Zur Erklärung dieses Befundes ziehen die Autoren die von EMBDEN, MEYERHOF und HILL festgestellte Tatsache herbei, daß Hexosediphosphat eine wesentliche Rolle als Intermediärprodukt beim Kohlenhydratstoffwechsel des Muskels bildet (Lactacidogen-Betriebssubstanz des Muskels). Sie nehmen an, daß während des Glykogenbildungsprozesses ein ähnlicher P-haltiger Körper gebildet werde und das Insulin dessen Bildung beschleunige. Das kompensatorische Anwachsen der P-Ausscheidung im Urin in der Nachperiode wird mit einem Zerfall dieses P-haltigen Zwischenkörpers bei seiner Umwandlung in Glykogen gedeutet. Die gleichsinnigen Veränderungen in der K-Konzentration lassen auf die Bildung eines K-Phosphats schließen. Der Referent hat zusammen mit Dr. GÜNTHER und Dr. FRÖHLICH an der Basler Klinik bei einem gesunden Hund und einem Coma diabeticum nach großen Insulindosen ebenfalls einen Abfall des anorganischen P-Wertes gefunden. Im Gegensatz zu den eben genannten amerikanischen Autoren stieg aber der K-Wert an und ebenso die Werte von Na, Mg und Ca*).

Korrelationen in der Wirkung des Pankreashormons und dem übrigen endokrinen System.

Von den Fragestellungen, die sich aus der Überschrift ableiten lassen, sind bis jetzt nur wenige in Angriff genommen. Der Antagonismus zwischen Pankreas und Nebennierenmark ist durch die Entdeckung des Insulins bestätigt. *Adrenalin* steigert die Glykämie und bewirkt bei parenteraler Zufuhr in

---

*) Vgl. vorläufige Mitteilung in der Klin. Wochensch. Jahrg. 2, Nr. 52, 1923.

genügend großen Dosen Glykosurie; Insulin vermindert Glykämie und Glykosurie. Die antagonistische Wirkung des Adrenalins geht auch aus den Experimenten von SUNDBERG und WIDMARK [156]) hervor; bei nebenniermarklosen Kaninchen wirkte die gleiche Insulindosis toxischer als am Normaltier. Adrenalin wird deshalb von den Entdeckern des Insulins zur Beseitigung hypoglykämischer Zustände empfohlen. Die Adrenalinglykosurie ist seinerzeit von ZUELZER [17]) als Testobjekt zum Nachweis der Hormonwirkung seines Pankreasextraktes benutzt worden. Es bleibt zu untersuchen, ob sich ein ähnliches Vorgehen unter Berücksichtigung des Blutzuckerwertes nicht besser zur Einstellung der Insulinpräparate eignet als die gegenwärtige Standardisierungsmethode.

Eine ähnliche antagonistische Eigenschaft gegenüber der Insulinwirkung kommt dem *Pituitrin*, dem Extrakt aus Hypophysenhinterlappen, zu. Gleichzeitig mit Insulin gegeben verhindert es die Hypoglykämie. Pituitrin allein gegeben verursacht aber nicht eine solche Hyperglykämie, daß rein additionell der antagonistische Effekt zum Pankreashormon sich erklären ließe. Wenn bei decerebrierten Katzen die Hypophyse zurückgelassen worden ist, so wird der Blutzucker durch sonst wirksame Insulindosen nicht erniedrigt [OLMSTED und LOGAN [141])]. Auch Pituitrin kann als Mittel zur Beseitigung unerwünschter hypoglykämischer Reaktionen dienen [BURN [79])].

BODANSKY [80]) findet auch einen Antagonismus zwischen *Thyroxin* und Insulin. Er gibt Insulin und Thyroxin in kleinen Dosen intravenös und verfolgt den Verlauf der Blutzuckerkurve. Wird zuerst Thyroxin und etwa 1 Stunde später Insulin gegeben, so dauert es länger, bis die Insulinhypoglykämie abgelaufen ist, als wenn nur Insulin allein gegeben wird. Wird Thyroxin gegeben, nachdem der tiefste Punkt der Insulinhypoglykämie erreicht ist, so ist die nachfolgende Hyperglykämie wesentlich stärker als nach Thyroxin allein. Für die Befunde gibt der Autor die Erklärung, daß Thyroxin zu Glykogenschwund führt und nachfolgendes Insulin dann wie auf ein hungerndes Tier wirkt, Insulin andererseits Glykogen speichert und nachfolgendes Thyroxin dann wie bei einem gut genährten Tier Hyperglykämie erzeugt.

Der Mechanismus der Insulinwirkung.

Beim Lesen der neuesten Arbeiten, welche das ubiquitäre Vorkommen des Insulins im stoffwechselgesunden Körper zeigen, ist wohl der erste Gedanke der, ob das Insulin nicht mit dem Lépineschen glykolytischen Ferment identisch sei. Diese Annahme ist aber sicher falsch, denn Insulin verursacht im Blut in vitro keine vermehrte Glykolyse. Auch das Vorkommen überall im Organismus spricht nicht dagegen, daß wir es im Insulin mit dem spezifischen Hormon der Langerhansschen Inseln zu tun haben. Durch das Blut im Körper verteilt, muß es ja überall vorhanden sein, um den Stoffwechsel aller Zellen zu regulieren. Wie das Adrenalin auch erst mit der Verfeinerung der Nachweismethoden im Körper allmählich überall nachgewiesen werden konnte, so ist auch der Insulinnachweis in den anderen Organen, außer dem Pankreas, ein Erfolg der biochemischen Technik. Mit dieser verfeinerten Methodik wird sich auch bald nachweisen lassen, ob die Insulinproduktion im Pankreas eine durch Qualität und Quantität der Nahrung bestimmte variable Größe darstellt, wie STAUB[47]) aus Blutzuckeruntersuchungen und Transfusionen geschlossen hat.

Gestatten uns nun die angeführten experimentellen Befunde eine Erklärung des genauen Mechanismus der physiologischen Insulinwirkung? Die Frage muß zur Zeit noch mit nein beantwortet werden.

Das Kardinalsymptom der Insulinwirkung, die Hypoglykämie, kann auf 3 Wegen zustande kommen, entweder durch Oxydation des Zuckers,

oder durch Polymerisation zu Glykogen,

oder durch Umwandlung des Zuckers in eine andere nicht reduzierende Substanz.

Bald nach der Entdeckung des Insulins wurde aus der Erhöhung des respiratorischen Quotienten nach Verabreichung des Pankreashormons auf eine vermehrte Zuckerverbrennung geschlossen. Weitere Untersuchungen zeigten jedoch, daß der O_2-Verbrauch und die CO_2-Abgabe nicht gleichmäßig stiegen, wie es der Fall sein müßte, wenn Kohlenhydrat in die Verbrennung einbezogen würde. Ferner wurde gefunden, daß der respiratorische Quotient beim gesunden Tier oder Menschen nach Insulin keineswegs immer ansteigt; er kann unverändert bleiben oder sinken. Auch kann die CO_2-Abgabe ansteigen und der O_2-Verbrauch gleichbleiben (KELLAWAY und HUGHES, Referent) oder der O_2-Verbrauch steigen [DIXON, EADIE und PEMBER[81])]. Dieser vermehrte O_2-Verbrauch ist aber auch nicht auf eine vermehrte Kohlenhydratverbrennung zurückzuführen, denn der Anstieg der O_2-Aufnahme tritt erst ein, wenn der Blutzuckertiefstand erreicht worden ist, wenn also bereits Zucker verbrannt sein sollte. Der Anstieg des O_2-Verbrauches im hypoglykämischen Stadium ist sehr wahrscheinlich durch die Übererregbarkeit der Versuchstiere zu erklären. Nach DALE[155]) soll Insulin so wirken, daß es die Verbrennung der Kohlenhydrate gegenüber derjenigen der anderen Nahrungsstoffe bevorzugt. Das Sinken der O_2-Aufnahme erklärt er aus der geringen spezifisch-dynamischen Wirkung der Kohlenhydrate.

Auf eine weitere Erklärungsmöglichkeit des Anstieges des respiratorischen Quotienten nach Insulindarreichung hat GEELMUYDEN[84]) aufmerksam gemacht. Danach sind es beim Diabetes nach gleichzeitiger Insulin- und Kohlenhydratdarreichung 2 Momente, welche den respiratorischen Quotienten entgegengesetzt beeinflussen, der eine ist die Verbrennung von Kohlenhydraten, welcher den respiratorischen Quotienten in die Höhe treibt, der andere die Kohlenhydratbildung aus Eiweiß und Fett, der den respiratorischen Quotienten erniedrigt. Wenn Insulin die Kohlenhydratbildung aus Nicht-Kohlenhydraten zurückdrängt oder zum Verschwinden bringt, was nach der Annahme dieses Autors die wahrscheinliche spezifische Hormonwirkung darstellt, so kommt es auch zu einem Anstieg des respiratorischen Quotienten.

Auf jeden Fall sind keine zwingenden Beweise für eine Mehrverbrennung von Zucker als Ursache der Insulin-Hypoglykämie beigebracht worden. Sie ist ja von vornherein auch nicht wahrscheinlich, denn selbst schwerste körperliche Anstrengungen bis zur Erschöpfung, deren kalorisches Äquivalent ja, wie wir jetzt wissen, einzig durch Kohlenhydrat-

Verbrennung im Muskel geleistet wird, ist nicht mit einem nur annähernd so intensiven Blutzuckersturz, wie ihn das Pankreashormon beim ruhenden Gesunden herbeiführt, verbunden.

Die zweite Möglichkeit, den Blutzuckersturz aus einer unter Insulinwirkung einsetzenden Polymerisation des überschüssigen Zuckers zu erklären, konnte durch die Versuche am nichtdiabetischen Tier nicht gestützt werden. HEPBURN und LATCHFORDS[82]) Durchströmungsversuche am isolierten Säugerherz zeigten wohl ein stärkeres Zuckerdefizit in der Durchströmungsflüssigkeit mit Insulinzusatz als ohne Insulin, aber der Glykogengehalt des Herzens veränderte sich nicht. Auch die vergleichende Untersuchung des Zuckergehaltes des Schenkel-, Arterien- und Venenblutes unter Insulinwirkung ergab keine Resultate, die für eine Speicherung von Zucker in irgendeiner Form in den Geweben sprechen würde. Auch nach Leberdurchblutungen mit Glucose-Ringer und Insulin trat keine Zunahme des Glykogengehaltes in den durchströmten Organen auf [NOBLE[81])]. Sowohl beim hungernden wie beim gut genährten Normaltier verhindert Insulin die Glykogenbildung oder reduziert den Glykogengehalt [MC CORMICK, O'BRIEN[83]), DUDLEY und MARRIAN, eigener Versuch]. Etwas anders scheint sich der Diabeteskranke und der experimentelle Pankreasdiabetes zu verhalten, denn hier kommt es bei gleichzeitiger Verabreichung von Insulin und Glucose zu einer Glykogenanreicherung in der Leber (BANTING, BEST, COLLIP, MACLEOD und NOBLE, CAMPBELL, ALLEN und SHERRIL). GEELMUYDEN[84]) glaubt, daß dem Insulin als dem Stoffwechselantagonisten des Adrenalins die Fähigkeit zukomme, Glykogen in schwer hydrolysierbarer Form zu fixieren. Einzig der Nachweis der Glykogenanreicherung in der Leber diabetischer Individuen nach gleichzeitiger Insulin- und Kohlenhydratgabe erlaubt die Annahme einer solchen spezifischen Hormonwirkung. Das Wiedererscheinen von Glykogen in der Diabetikerleber unter Insulin kann aber sehr wohl auch als sekundäre Hormonwirkung aufgefaßt werden: die Acidosis, welche bekanntlich die Glykogenbildung behindert, wird unter Insulin beseitigt und danach nähert sich die

Glykogenbildungsfähigkeit, die der diabetische Organismus nie verloren hat, wieder der Norm. Der Befund von vermindertem Glykogengehalt in Leber und Muskeln von normalen Tieren nach akutem Insulinversuch beweist aber auf jedem Fall einwandfrei, daß es nicht die Umwandlung in Glykogen und seine Speicherung ist, welche zum Zuckerdefizit im Blute führt.

Eine neue Theorie des Insulinmechanismus ist neuerdings von WINTER und SMITH[85]) entwickelt worden. Von den 3 Varietäten α-, β- und γ-Glucose soll γ-Glucose die reaktive Form darstellen, welche allein vom Organismus oxydiert werden kann. Diese γ-Glucose, welche sich durch das Verhältnis von Drehungsvermögen zu Cu-Reduktionswert von der α- und β-Glucose unterscheiden läßt, sei im Blutzucker des Gesunden vorhanden, während sie beim Diabetiker fehle. Insulin soll die Bildung dieser reaktiven γ-Varietät und damit die Zuckerverwertung fördern.

Zu ähnlichen Schlüssen wie WINTER und SMITH kommt AHLGREN [143]). Dieser Autor untersuchte mit der Thunbergschen Methylenblau-Methode das Oxydationsvermögen von Gewebe normaler und pankreasdiabetischer Tiere mit und ohne Zusatz von Insulin. Die Versuche zeigten, daß Gewebe, denen Insulin + Glucose zugegeben wird, die Methylenblaulösung rascher entfärben als nur mit Glucose allein. Verf. schließt daraus, daß Insulin den Geweben die Fähigkeit gibt, Glucose in Produkte zu spalten, welche als Substrate für die Oxydationsenzyme dienen können und hält deshalb auch an der Auffassung fest, daß im Diabetes ein Unvermögen der Gewebe Glucose zu spalten vorliegt.

EADIE, MACLEOD und NOBLE [145]) halten dagegen die Annahme von WINTER und SMITH nach ihren Glykolyseversuchen nicht für richtig. Die Hämoglykolyse wird unter Insulinzusatz nicht verändert, auch nicht, wenn das Hormon nach Cohnheimscher Versuchsanordnung zu einem Gemisch von Blut und Muskelpressaft zugegeben wird. Die Glykolyse ist auch im Blute, das gleich nach einer Insulininjektion oder im hypo-glykämischen Stadium entnommen wird, nicht vergrößert. Die Insulinwirkung soll nach diesen Autoren an die

Unversehrtheit der Zellen gebunden sein und nicht im Blute selbst vor sich gehen. NEUBERG, GOTTSCHALK und STRAUSS[144]) haben nach dem Abfangverfahren von NEUBERG und Mitarbeitern mit schwefligsauren Erdalkalien aus Leberbrei bei Insulinzusatz 2—5 mal soviel Acetaldehyd gewonnen als ohne Insulin. Durch vermehrte Zugabe abbaufähiger Kohlenhydrate wurde der Ertrag an Acetaldehyd noch vermehrt. Danach scheint eine Steigerung des Zuckerabbaues durch Insulin in vitro erwiesen.

BISSINGER, LESSER und ZIPF[145]) untersuchten Glykogen- und Traubenzuckergehalt ganzer Mäuse nach intraperitonealer Injektion von Traubenzucker einerseits und Insulin und Traubenzucker andererseits und fanden vergleichend, daß unter Insulin Traubenzucker im ganzen Körper mindestens 3 mal so rasch verschwindet als ohne Insulin. Die Versuche zeigen wohl, daß unter Hormonwirkung nicht einfach eine andere Zuckerverteilung im Körper zwischen Blut und Gewebe eintritt, was bis jetzt auch nicht angenommen wurde, zu weiteren Schlußfolgerungen berechtigen sie aber vorderhand noch nicht.

VAN CREVELD und VAN DAM[147]) glauben aus Versuchen bei Durchströmung von Froschnieren mit glucosehaltiger Durchströmungsflüssigkeit und Insulinzusatz auf einen renalen Angriffspunkt des Pankreashormons schließen zu müssen. Nach Insulinzusatz verringerte sich die Permeabilität der Nieren für Glucose.

Auf die Bildung und Speicherung irgendeiner Hexose-Phosphor-Verbindung könnte aus dem Defizit an anorganischem P im Blut und Urin während des hypoglykämischen Stadiums geschlossen werden. Eingehendere Untersuchungen fehlen. Jedenfalls lassen sich Zusammenhänge zwischen PO_4-Ion und Kohlenhydratstoffwechsel, wie sie die neueren muskelphysiologischen Arbeiten aufgedeckt haben, auch in der Insulinwirkung erkennen.

Kürzlich hat GEELMUYDEN[84]) in dieser Wochenschrift ausführlich begründet, daß die Insulinwirkung in einer glatten Umkehr der diabetischen Stoffwechselstörung besteht. Er schließt hauptsächlich auf Grund der Tatsache, daß der respiratorische Quotient nach Insulin über 1 ansteigen kann, daß eine Sistierung der Zuckerbildung aus Fett und Eiweiß oder sogar eine Rückbildung von Zucker oder Glykogen in Fett und vielleicht auch in Eiweiß einsetzt.

Von der Annahme einer solchen Hormonwirkung aus betrachtet kommt dem Befund von NEUBERG, GOTTSCHALK und STRAUSS[144]) über vermehrtes Auftreten von Acetaldehyd in Leberbrei unter Insulinzusatz ganz besondere Bedeutung zu, da wir wissen, daß von den Körpern, welche beim stufenweisen Zuckerabbau auftreten, vorwiegend Brenztraubensäure und Acetaldehyd Ausgangsstoffe zu Synthesen von Nichtkohlenhydraten darstellen. Dieses Zurückdrängen der Zuckerbildung aus Nichtkohlenhydraten, oder im extremen Fall die Fettbildung aus Zucker, ist aber sicher nur eine Teilfunktion des Pankreashormons. Eine zweite Funktion besteht in der Beschleunigung des Zuckerabbaues wie aus dem Verschwinden des Zuckers aus dem ganzen Tier (BISSINGER, LESSER und ZIPF) und aus der vermehrten Acetaldehydbildung (NEUBERG, GOTTSCHALK und STRAUSS) sicher geschlossen werden kann. Wenn wir annehmen, daß dieser Zuckerabbau etwa nach den Neubergschen Gärungsformen verläuft, so kommen bis zur Acetaldehydstufe in der Hauptsache nichtoxydative Spaltungsvorgänge in Betracht und einzig die Umwandlung von Methylglyoxal aus Brenztraubensäure zu Acetaldehyd ist mit O_2-Aufnahme und CO_2-Abgabe verbunden. Dieser Abbau bis zur Acetaldehydstufe braucht demnach den Gasstoffwechsel noch nicht wesentlich zu beeinflussen; das stimmt auch für eine Reihe von Gaswechselversuchen mit Insulin, in denen im Moment des hypoglykämischen Tiefstandes der Gaswechsel noch keineswegs dem verschwundenen Zucker entsprechend verändert war.

Ob schließlich dem Insulin noch als dritte Funktion, ganz allgemein, die Regulierung des Fett- und Eiweißstoffwechsels zukommt, scheint nach den klinischen Angaben von ALLEN[148]) und SHERILL[149]) wahrscheinlich; es ist aber auch möglich, daß diese dritte Funktion nur eine indirekte ist, indem Fett- und Eiweißstoffwechsel dann wieder in normalen Bahnen verlaufen, sobald unter der Insulinwirkung bestimmte Stufen im Abbau des Zuckermoleküls erreicht werden. Die beiden erstgenannten *Funktionen des Pankreashormons, die Beschleunigung des Zuckerabbaues und das Zurückdrängen der Zuckerbildung aus Nichtkohlenhydraten* oder die Fettsynthese aus Zuckerabbaustufen, erklären in befriedigender Weise sowohl die experimentellen Befunde im akuten Versuch am Gesunden, wie das sukzessive Verschwinden von Ketosis, Acidosis, Hyperglykämie und Glykosurie beim Diabetiker. Für den Gegensatz — Glykogenarmut in Leber und Muskeln im Versuch am gesunden Tier und Glykogenanreicherung beim Diabetiker — sind einzig die verschiedenen Insulindosen verantwortlich. Am gesunden Tier werden *toxische* Insulindosen gegeben, welche die physiologische Hormonwirkung übertreiben und sämtliche verfügbaren Kohlenhydrate in den beschleunigten Abbau mit hineinreißen; beim Diabetiker dagegen werden mit kleineren Dosen nur geringere Mengen von Kohlenhydraten von der Insulinwirkung gefaßt und gleichzeitig durch das Zurückdrängen der Acidosis auch die Glykogenbildung wieder ermöglicht.

Insulin entfaltet seine spezifische Wirkung in allen Körperzellen. Die Hormontätigkeit ist nicht auf bestimmte Organe lokalisiert, denn sowohl nach Leberexstirpation (MANN und MAGATH[152])] wie nach Nebennierenexstirpation [STEWART und ROGOFF[153])] ist durch Insulin die hypoglykämische Reaktion wie im normalen Organismus auszulösen.

Die Ausführungen über den experimentellen Teil der Insulinforschung haben wohl gezeigt, daß hier ein Neuland vorliegt, auf dem in kürzester Zeit viel Wertvolles geleistet wurde, auf welchem aber auch noch reichlich zu arbeiten ist.

III. Insulin. Klinischer Teil.

In der kurzen Zeitspanne von $1^1/_2$ Jahren seit der ersten Publikation über klinische Erfolge durch BANTING, BEST, COLLIP, CAMPBELL und FLETCHER[1]) (März 1922) sind mehrere 100 Fälle von mit Insulin behandelten Diabetikern veröffentlicht worden. In besonders großzügiger Weise hat die klinische Prüfung in Amerika eingesetzt, wo Insulin verschiedensten Krankenhäusern gratis zur Verfügung stand; die gewonnenen grundlegenden Resultate sind im Journ. of Metabolic Research II, 547—985, ausgegeben Mai 1923, erschienen. Der wesentliche Inhalt dieser Arbeiten ist in der Klinischen Wochenschrift 1923, Nr. 41, S. 1914, kurz referiert. GRAFE[67]) gibt darüber eine Zusammenfassung in der Dtsch. med. Wochenschr. S. 1141. 1923. MINKOWSKI[70]) und STRAUSS[71]) haben kürzere Einführungen in die Insulintherapie publiziert. KROGH[77]) und LUNDSGAARD[78]) referierten die amerikanischen Arbeiten in dänischer Sprache. CHEINISSE[82]) gibt eine ausführliche Übersicht in der Presse médicale Nr. 94 u. 95. 1923. Im Journal médical français Bd. XII, Nr. 9, 1923 ist die physiologische und klinische Bedeutung des Insulins in einer Reihe von Abhandlungen von CASTAIGNE, BAUDOUIN, HALLION, RATHERY, CHABANIER, LOBO-ONELL, LEBERT, LABBÉ, GILBERT, CHABROL und LEREBOULLET[89]) gewürdigt. Während dieses Jahres ist von der Firma Lilly in Indianapolis amerikanisches Insulin auch an europäische Kliniken gratis abgegeben worden.

Standardisierung des Insulins.

Als Einheit wurde ursprünglich diejenige Insulinmenge angenommen, welche bei einem 2 kg schweren Kaninchen, das 24 Stunden ohne Nahrung ist, den Blutzucker innerhalb 4 Stunden um die Hälfte (von 0,09 auf 0,045%) herabsetzte. Für die klinische Dosierung schien diese *Kanincheneinheit* zu groß, so daß später als *klinische Einheit* $^1/_3$ der ursprünglichen Kanincheneinheit genommen wurde[2]). Diese klinische Einheit wird auch als ,,Torontoer Einheit" bezeichnet. Die Stärke der jetzt verwendeten Insulinpräparate ist, soviel mir bekannt, durchwegs in diesen klinischen Einheiten angegeben. In der Literatur ist die Bezeichnung der Einheitszahlen noch nicht einheitlich, bald wird in 2-kg-Kanincheneinheit, bald in 1-kg-Kanincheneinheit, bald in klinischen Einheiten gemessen. KROGH stellt seine Insulinpräparate an Mäusen ein[68]).

Insulinpräparate.

Von der Firma Eli Lilly & Co., Indianapolis, wird unter Kontrolle der Universität Toronto das ,,*Insulin Lilly*" oder ,,*Iletin*"

Insulinpräparate. 49

dargestellt. Es kommt in Ampullen zu 5 ccm in 2 Stärken, zu 10 und 20 klinischen Einheiten im Kubikzentimeter, in den Handel und wird anscheinend in solchen Mengen fabriziert, daß es auch in Europa abgegeben werden kann. In der Schweiz wird es durch das ,,Serum-Impfinstitut Bern" bezogen und von dort an Kliniken und Ärzte abgegeben. Der Preis der Ampulle zu 50 Einheiten stellt sich auf 13,50 Fr., derjenige der Ampullen zu 100 Einheiten auf 22,50 Fr.

Von der Firma F. Hoffmann-La Roche & Cie., Basel, wird das ,,*Iloglandol Roche*" vertrieben, welches in Ampullen zu 1,1 ccm abgegeben wird und im Kubikzentimeter 10 klinische Einheiten enthält. (Vgl. GUGGENHEIM, Schweiz. med. Wochenschr. Nr. 35, S. 819. 1923.)

Die Firma ,,Chem. Fabrik vorm. *Sandoz*", Basel, stellt ein ,,*Insulin-Sandoz*" dar, das in Ampullen zu 1,1 ccm in den Handel kommt und im Kubikzentimeter ebenfalls 10 klinische Einheiten enthält.

In England stellt ,,The British Drug Houses Ltd." Insulin in der Stärke von 20 klinischen Einheiten im Kubikzentimeter dar und gibt es in Fläschchen zu 100 und 200 Einheiten ab. Ein ,,*Wellcome*"-*Insulin* in gleicher Packung wie das amerikanische Präparat und einem Gehalt von 100 Einheiten in 5 ccm wird von Burroughs-Wellcome a. Co. in den Handel gebracht. Es existiert ferner ein Insulin von Allen und Hanburys Ltd. Ldn.

In Skandinavien wird ,,*Insulin Leo*" von der chemischen Fabrik Lövens in Kopenhagen und ,,*Diasulin*" von der ,,Chem. Fabrik Det danske Medicinal-Kemikalic-Komp." in Kopenhagen dargestellt[4]). Das ,,Insulin Leo" wird zum Preis von 20 dänischen Öre pro Einheit abgegeben.

Holländische Präparate stellen die Firmen Brocades, Stheemann und N. V. Organon in Oss dar. Seit kurzer Zeit gibt es auch ein ,,Insulin Hoechst" und ein Präparat ,,*Norgine*" (*Aussiger Insulin*) von der Chemischen Fabrik ,,Norgine", Prag und Aussig. Die Fabrikation des letzteren steht unter der Kontrolle von WIECHOWSKI.

In der Wirkungsstärke werden die verschiedensten Präparate der deklarierten Einheitszahl entsprechen, da die physiologische Einstellung im allgemeinen am gleichen Testtier vorgenommen ist und jederzeit wieder nachgeprüft werden kann. Für ,,Iloglandol Roche", ,,Insulin Sandoz" und ,,Aussiger Insulin" ist an unserer Klinik bei vergleichender

Applikation am Diabetiker der deklarierte Gehalt an wirksamer Substanz dem amerikanischen Insulin entsprechend gefunden worden. In der klinischen Verwendung der neuen Präparate bereitet der Umstand, daß wir über ihre Haltbarkeit noch nicht orientiert sind, eine gewisse Unsicherheit. Vom amerikanischen Insulin ist bekannt, daß es wenigstens ein halbes Jahr seine Wirkungsstärke behält [BANTING[3])].

Applikationsweise.

Insulin wird in der Regel *subcutan*, hie und da auch *intravenös* gegeben.

Die intravenöse Zufuhr ist in denjenigen Fällen von Coma diabeticum angewandt worden, wo anscheinend möglichst rasche Wirkung nötig war. Fälle mit strikter Indikation zu intravenöser Therapie sind aber eine Seltenheit. Im allgemeinen wird Insulin nach subcutaner Anwendungsweise seine Wirkung rasch genug entfalten. Die subcutane Zufuhr zeigt vor der intravenösen den Vorteil längerdauernder Insulinwirkung, weil die Resorption nur nach und nach erfolgt, und entspricht damit auch mehr physiologischen Vorgängen.

Intramuskuläre Applikation ist nicht anzuraten, weil nach D. J. BOWIE und W. L. ROBINSON[5]) an der Injektionsstelle Degeneration der Muskelfasern und entzündliche Erscheinungen, ähnlich wie bei intramuskulärer Injektion hypertonischer Lösungen, auftreten.

Es liegt nahe, daß versucht wurde, die häufigen und deshalb unangenehmen Einspritzungen durch angenehmere Anwendungsarten zu ersetzen. Die *orale* Zufuhr erwies sich, wie schon die Entdecker des Insulins zeigen konnten, als wirkungslos, denn die Verdauungsfermente, die ja die lange versuchte Insulindarstellung immer wieder verhindert hatten, vernichten das wirksame Prinzip. Neuerdings haben D. S. HACHEN und C. A. MILLS[6]) wieder Versuche mit *enteraler* Insulinzufuhr gemacht und gefunden, daß Insulin bei direkter Eingabe in den Dünndarm beim Hund und Kaninchen den Blutzucker für 1 Stunde erniedrigt. Um diesen Effekt zu erreichen sind aber große Dosen Insulin nötig. Beim Menschen wurde jedoch nach Einführung durch die Duodenalsonde, auch in den Versuchen von J. R. MURLIN, C. C. SUTTER und C. B. F. GIBBS[7]), keine nennenswerte Wirkung auf Blut- und Harnzucker gefunden.

Die Indikationen zur Insulintherapie des Diabetes mellitus. 51

Die Duodenalsondenapplikation würde auch kaum als angenehmerer Ersatz für die subcutane Injektion aufgefaßt werden können. Applikationen *rectal* oder durch *nasale* Insufflation waren ebenfalls ohne Wirkung.

Die Möglichkeit, Insulin in Salben eingeschlossen *percutan* dem Organismus zuführen zu können, ist von B. V. TELFER[8]) gezeigt worden. Wenn er Kaninchen die depilierte Bauchhaut 5 Minuten mit einer Lanolinsalbe, der eine bestimmte Menge Rohinsulin (DALE) zugesetzt war, einrieb, trat innerhalb 1 Stunde typischer Blutzuckerabfall ein. Die Hypoglykämie dauerte bis 12 Stunden, also wesentlich länger als bei subcutaner Anwendung. Die percutane Anwendung erforderte aber für den gleichen Blutzuckerabfall wesentlich mehr Rohinsulin als die subcutane. Während z. B. die subcutane Injektion von 0,027 g Rohinsulin innerhalb 1 Stunde zu hypoglykämischen Konvulsionen führte, trat die gleichstarke Reaktion bei percutaner Zufuhr erst mit 1 g Insulin (in 5 g Fett) ein. Am Menschen hat sich diese Applikationsweise nach den Versuchen von RENNIE[24]) nicht bewährt. Selbst wenn 100 Einheiten Insulin auf einmal nach der Telferschen Methode eingerieben wurden, trat keine Blutzuckererniedrigung ein. BURGESS, CAMPBELL und Mitarbeiter[25]) empfehlen neuerdings Gummizusatz zur Insulinlösung, wodurch die subcutane Resorption so weit verzögert werde, daß eine längerdauernde Insulinwirkung zustande komme. KROGH[64]) gibt an, daß auch in Kopenhagen Versuche im Gange sind, die Resorption des Insulins auf irgendeine Weise zu verlangsamen.

Die Indikationen zur Insulintherapie des Diabetes mellitus.

Eine allgemein anerkannte *absolute Indikation* zur Insulinanwendung ist bei den schweren acidotischen Diabetikern und im Coma diabeticum gegeben. Die Erfolge, welche Insulin mit seiner spezifischen, prompten Wirkung auf die Acidosis zeigt, die Gewichtszunahme, welche unter der durch Insulin ermöglichten calorienreichen Ernährung bei diesen oft körperlich stark heruntergekommenen Schwerkranken eintritt, und die mit der Besserung des körperlichen Zustandes eintretende Hebung der psychischen Depression rechtfertigen diesen Standpunkt vollkommen [CAMPBELL[13]), WILLIAMS[14]), GEYELIN, HARROP, MURRAY und CORVIN[15]) usw.]. Es sind hauptsächlich die jugendlichen Diabetiker, welche unter diese Indikationsstellung fallen. Ihr Los hat sich seit der Insulintherapie wesentlich verbessert; diese bis jetzt prognostisch schlechten Fälle haben von dem neuen Pharmakon den größten und augenfälligsten Gewinn davongetragen. *Chirurgische Fälle* gehören ebenfalls in dieses Indikationsgebiet. Insulin bewirkt beim Diabetiker Glykogenanreicherung, und dieser Glykogenvorrat vermindert oder verhindert die Acidosis nach Narkose. *Schwerste komatöse Zustände* können eine *Indicatio vitalis* zur Insulinapplikation darstellen.

Eine Reihe von Ärzten steht auf dem Standpunkt, daß die Insulintherapie nur in diesen schweren Fällen, in denen die Diättherapie an der Grenze ihrer Leistungsfähigkeit steht, indiziert sei [WILDER, BOOTHBY, BARBERKA, KITCHEN und ADAMS[17]), SAHLI[19]), BLUM und SCHWAB[26]), MACLEAN[27]), VAN DEN BERGH und VAN HEUKELOM[66])]. Auch die zusammenfassende Darstellung über die klinischen Ergebnisse, die das *Brit. Medical Research Council*[23]) gibt, will die Anwendung des Insulins vorderhand noch für die schweren Fälle reservieren. Diese Beschränkung des Anwendungsgebietes des Insulins ist z. T. aus Sparsamkeitsrücksichten vorgenommen. BANTING[3]) gibt Insulin auch bei leichteren Diabetikern. Erst wenn ein Patient 500 Calorien über seinen Grundumsatz zu sich nehmen kann, ohne Zucker auszuscheiden, wird kein Insulin gegeben. CAMMIDGE[20]) hat einen sehr interessanten Versuch unternommen, um die Ätiologie der Diabetesfälle auf Grund von alimentären Blutzuckerveränderungen festzustellen, und daraus die Indikation zur Insulintherapie abzuleiten.

Die Methodik, deren sich CAMMIDGE bedient, ist folgende: Er entnimmt vor und in $1/4$—1 stündigen Intervallen, bis 5 Stunden nach einer Standardmahlzeit, Blut aus der Fingerbeere. In einem Teil der jeweiligen Blutproben wird der gesamte Reduktionswert nach FOLIN-WU bestimmt, der andere Teil wird nach Enteiweißen mit verdünnter Salzsäure gekocht, neutralisiert und dann wieder das Reduktionsvermögen bestimmt. Der letztere Wert wird als „Hydrolysenwert" bezeichnet. Die Differenz zwischen „Hydrolysenwert" und Normalwert nennt er „Differenzwert". Die Diffe-

Die Indikationen zur Insulintherapie des Diabetes mellitus. 53

renzwerte werden in Kurven festgelegt und aus dem Verlauf der Kurven auf die Ätiologie geschlossen. Bei einem gesunden Individuum und in gewissen Formen von Glykosurie überschreitet der Differenzwert 0,01% nicht, bei gewöhnlichen Diabetesfällen dagegen ist er sowohl nüchtern wie nach der Mahlzeit höher. Bei einem Vergleich von Diabeteskurven mit Kurven von experimentellen Hyperglykämien an Tieren ergeben sich 3 Hauptgruppen:
In einer 1. Gruppe zeigt die *Kurve* ein *umgekehrtes* Verhalten. Nüchtern ist der Differenzwert abnorm hoch, er fällt nach der Nahrungszufuhr, wenn der Zucker ansteigt, und steigt später an, wenn der Blutzuckerwert wieder fällt. Fälle dieser 1. Gruppe sollen einen Mangel an Insulin haben.

In einer 2. Gruppe verlaufen *Differenzwert und Blutzuckerwert* ungefähr *parallel* und gehen von normalem Nüchternwert aus; exogene, d. h. nicht im Pankreas gelegene Störungen, z. B. auf nervöser Grundlage oder Korrelationsstörungen endokriner Drüsen, sollen dieses Verhalten bedingen.

In einer 3. Gruppe ist der Differenzwert *im Hunger normal, steigt aber* zu einem ungewöhnlich hohen Wert einige Stunden *nach der Probemahlzeit*, hauptsächlich dann, wenn der Blutzuckerwert fällt. Dieses Verhalten sei durch ein vermindertes Kohlenhydratspeicherungsvermögen der Gewebe und besonders der Leber bedingt.

Die Fälle der Gruppe 1, deren Stoffwechselstörung durch Pankreasinsuffizienz hervorgerufen sei, würden nach CAMMIDGE für die Insulinbehandlung geeignete Objekte darstellen. Ungeeignet für Insulinbehandlung wären dagegen die Fälle der Gruppe 2. Gruppe 3 ist offenbar für die Insulinbehandlung auch geeignet, da ja eine Glykogenanreicherung in der Leber des Diabetikers unter Insulin erwiesen zu sein scheint [ALLEN und SHERILL[9]), Sektionsbefund]. Neben diesen 3 Hauptgruppen von typischem Kurvenverlauf findet der Autor auch Kombinationen, aus denen mehrere ursächliche Faktoren herausgelesen werden können. Überall da, wo ein „Pankreasfaktor" sich findet, bestehe auch die Indikation zur Insulinbehandlung. Bei einer Untersuchung an 250 Fällen findet er in 202 oder 80,8% einen Pankreasfaktor; in 114 oder 45,6% war die Pankreasinsuffizienz die einzige Ursache; in 69 Fällen oder 27,6% war hauptsächlich die Leber krank; 61 Fälle oder 24,4% gehörten zum Diabetes der Gruppe 2, wo keine Pankreaserkrankung vorlag. 6 Fälle oder 2,4% waren renale Glykosurien. CAMMIDGE gibt nicht an, wie er sich theoretisch die Beziehungen zwischen Pankreasfunktion und dem „Differenzwert", der identisch ist mit dem „sucre combiné" LÉPINES[21]) und wohl auch mit dem an Eiweiß gebundenen Zucker Pavys[22]), denkt. Mir sind keine Befunde bekannt, welche eine solche Beziehung wahrscheinlich machten. Jedenfalls dürfte es sich nicht um eine Insulinwirkung handeln, die intravasal vor sich geht, da wir wissen, daß das Pankreashormon in vitro das Reduktionsvermögen und den Gehalt an polymerisierten Kohlenhydraten des Blutes unverändert läßt.

Die Versuchsergebnisse von Cammidge stehen in der Deutung noch nicht sicher und dürfen deshalb wohl auch noch nicht für die Indikationsstellung zur Insulintherapie ausschlaggebend verwertet werden. Der Versuch, eine Orientierung über die verschiedenen Faktoren zu gewinnen, welche am Zustandekommen der diabetischen Stoffwechselstörung im bestimmten Falle vorliegen, ist aber so wichtig, daß seine ausführliche Darstellung hier geboten schien.

Meiner Ansicht nach sollte, sobald technisch und finanziell die Insulinbeschaffung erleichtert ist, das Pankreashormon bei jedem Diabetiker angewandt werden. Die Begründung der *allgemeinen Insulinbehandlung aller Diabetesfälle*, auch der leichten, liegt nahe:

Jeder Diabetes mellitus, mit Ausnahme des renalen, ist durch eine funktionelle Insuffizienz des Inselapparates bedingt [Allen und Sherrill[9]), Allen[10])]. Diese Insuffizienz kann relativ oder absolut sein, je nachdem entweder nervöse Einflüsse und antagonistische endokrine Drüsen das Gleichgewicht der Hormone zuungunsten des an sich gesunden Pankreas stören, oder eine tatsächliche funktionelle Minderwertigkeit eines kranken Inselapparates besteht. In beiden Fällen liegt ein Insulinmangel vor — entweder relativ oder absolut — so daß ganz allgemein der Diabetes mellitus als ein Zustand von relativem oder absolutem Insulinmangel aufzufassen ist. Bei relativem Insulinmangel, dessen Ursache nicht im Pankreas zu suchen ist, kommt einer Insulintherapie offenbar keine kausale Bedeutung zu; eine Insulintherapie wäre in diesem Falle wertlos. Wir besitzen aber zur Zeit kein diagnostisches Hilfsmittel, um den relativen vom absoluten Insulinmangel zu unterscheiden, wissen jedoch, daß nach Allen eine länger dauernde funktionelle Überlastung, wie sie die relative Insuffizienz der Pankreasinseln zur Voraus-

Die Indikationen zur Insulintherapie des Diabetes mellitus. 55

setzung hat, schließlich auch zu einer absoluten Insuffizienz der Inseln führt. Außerdem haben die vorläufigen Befunde von CAMMIDGE gezeigt, daß in der überwiegenden Mehrzahl der Diabetesfälle ein Pankreasfaktor vorkommt. Es ist infolgedessen berechtigt, vorderhand bei jedem Zuckerkranken eine funktionelle absolute Insuffizienz der Langerhansschen Inseln anzunehmen und unter dieser Annahme eine Insulinbehandlung *in jedem Falle* als zweckmäßig zu betrachten, mit Ausnahme natürlich des renalen Diabetes.

Das Ziel jeder kausalen Therapie der Zuckerkrankheit muß es sein, diesen Insulinmangel durch Verbesserung der Funktion der Langerhansschen Inseln zu beheben. Dieses Ziel kann, wie bei manchen andern Krankheitszuständen, dadurch erreicht werden, daß wir die insuffizienten Pankreasinseln eine Zeitlang ruhen lassen und ihnen ein Minimum von Arbeit zumuten.

Die Diättherapie allein bewirkt eine teilweise funktionelle Ruhigstellung der Pankreasinseln durch verminderte Kohlenhydratzufuhr oder durch Hungerkuren. Damit wird, wie tausendfältige Erfahrungen zeigen, auch die Kohlenhydrattoleranz, oder was das gleiche bedeutet, die Funktion der Langerhansschen Inseln, wenn auch oft erst nach langer Behandlungsdauer, gebessert. Es ist aber auch ohne weiteres einleuchtend, daß die für die kausale Diabetesbehandlung erstrebenswerte temporäre funktionelle Ruhigstellung der Pankreasinseln am ehesten erreicht wird, wenn ein bewährtes Diätregime mit Insulintherapie kombiniert wird, wie das seit der Entdeckung des Insulins von allen Klinikern durchwegs gefordert worden ist. Damit erreichen wir, daß die an und für sich schon geringe Reizwirkung zweckmäßiger Diät auf die Langerhansschen Inseln durch Insulin, zur richtigen Zeit und in richtiger Dosis zugeführt, auf ein Minimum herabgesetzt wird. Das exogene Insulin vermag bei solchem therapeutischen Vorgehen in weitem Maße den Anforderungen, welche das Diätregime noch an die Pankreasinseln stellen würde, gerecht zu werden. Diese Überlegungen werden auf ihre Richtigkeit nachgeprüft werden können, wenn einmal einige Jahre Insulintherapie getrieben worden ist. Dann wird sich zeigen, ob mit Insulin behandelte Diabetiker für längere Zeit einen Kohlenhydrattoleranzgewinn zeigen als nur diätetisch behandelte. Einige Fälle, die von BANTING, CAMPBELL und FLETCHER[2]) und ALLEN und SHERRILL[9]) publiziert sind und Angaben von POULTON, LEYTON und THOMSON[18]) sprechen für die Richtigkeit dieser Darlegungen. Weitere Vorteile einer konsequenten Insulinbehandlung jedes Diabetikers könnten auch darin gefunden werden, daß meist mit Insulin eine abwechslungsreichere Diätform gegeben werden kann und unter Umständen eine Abkürzung strenger Behandlungsdauer möglich wird. Diese beiden Vorteile treten aber als Indikationen zur Insulinbehandlung gegenüber der zwingenden Indikation, welche von der rationellsten Ausübung einer kausalen Ruhetherapie verlangt wird, völlig in den Hintergrund. Besonders sollte auf die Möglichkeit einer Abkürzung einer strengeren Behandlungsdauer durch Insulin kein großes Gewicht gelegt werden; denn bis zu einem gewissen Grade wird wohl das Restitutionsvermögen der Inselfunktion von der Länge der Schonungszeit abhängen. Wir werden die Vorteile konsequenter Insulinbehandlung dann voll ausnützen, wenn wir im einzelnen Falle die kombinierte Diät-Insulintherapie mindestens so lange fortsetzen, wie wir es bei der Diättherapie allein gewohnt waren. In denjenigen Fällen, in welchen noch nicht das ganze Pankreas irreversibel anatomisch geschädigt ist, d. h. in den leichten und mittelschweren Fällen, werden wir dann die größten Chancen haben, einen Toleranzgewinn, der die Insulinbehandlung überdauert, zu erzielen [BANTING, CAMPBELL und FLETCHER[2]), DALE[16])].

Eine *Kontraindikation* der Insulinbehandlung des Diabetes mellitus haben wir bis jetzt nur in der renalen Form, in welcher der Blutzucker nüchtern nicht erhöht ist und alimentär normale Schwankungen ausführt. Die Angabe von BLUM und SCHWAB[26]), daß die Insulinanwendung bei tuberkulösen Diabetikern gelegentlich den tuberkulösen Prozeß verschlimmert, darf, wie auch SAHLI[19]) betont, nicht als definitiv betrachtet werden, um so mehr als BANTING, CAMPBELL und FLETCHER[2]), ALLEN und SHERRILL[9]), SANSUM[79]),

HART und CREEL[80]) von günstigen Erfolgen auf den Allgemeinzustand Tuberkulöser unter Insulinbehandlung berichten.

Die Dosierung des Insulins.

Ein allgemein gültiges Schema der Insulinbehandlung des Diabetes existiert nicht. Noch viel mehr als in der Diättherapie ist die Insulindosierung individuell zu gestalten. Je schwerer die Stoffwechselstörung ist, d. h. je größer der Insulinmangel ist, um so höher werden natürgemäß die einzelnen und täglichen Dosen sein müssen. Die größten Dosen werden im Coma diabeticum angewandt, wo Injektionen von mehreren 100 Einheiten innerhalb 24 Stunden subcutan oder zu 100 und mehr Einheiten auf einmal oder in refracta dosi intravenös gegeben worden sind. Große Insulindosen mit gleichzeitiger Kohlenhydratzufuhr sind in diesen Zuständen durch die Acidosis gefordert.

Für die Insulindosierung ist außerdem die Quantität und die Qualität der Nahrung maßgebend. Allgemein ist zu sagen, daß die Voraussetzungen für eine erfolgreiche Insulintherapie dann gegeben sind, *wenn von einer richtigen Beurteilung der Stoffwechsellage aus Diät und Insulindosis so gegeneinander abgestimmt werden, daß die Symptome des Diabetes und die Komplikationen behoben und eine temporäre funktionelle Ruhigstellung der Langerhansschen Inseln ohne nachteilige Wirkung auf den Gesamtorganismus erreicht wird.*

Um über die Dosierung des Insulins bei einem bestimmten Grad der Stoffwechselstörung Anhaltspunkte zu gewinnen, ist von den Amerikanern diejenige Menge Zucker bestimmt worden, welche beim Diabetiker nach Insulininjektion bei konstanter Nahrungszufuhr weniger im Urin ausgeschieden wird.

Es hat sich dabei gezeigt, daß durch eine Einheit Insulin durchschnittlich 1,5—2 g Zucker mehr verwertet werden [BANTING, CAMPBELL und FLETCHER[2]), WILDER, BOOTHBY usw.[17])]. Der Kohlenhydratgehalt der Nahrung, auch die in Eiweiß und Fett enthaltenen Kohlenhydratgruppen, wurden bei der Berechnung dieser Werte genau berücksichtigt. Neuerdings gibt BAN-

TING[3]) etwas höhere Werte an: in schweren Fällen soll eine Einheit 2—2$^1/_2$ g Zucker, in leichten Fällen dagegen 5—6 g Zucker entsprechen. McCANN, HANNON und DODD[28]) finden bei schweren Diabetikern, daß eine Einheit Insulin 0,5—3,6 g Zucker oder 12—70 Extracalorien der Nahrung entsprechen.

Die Aquivalentwerte schwanken in ziemlich weiten Grenzen. Sie geben aber eine genügend sichere Handhabe besonders für die ersten Dosierungen im Behandlungsbeginn. Am zweckmäßigsten und einfachsten wird es sein, wenn wir pro Einheit Insulin eine durchschnittliche Mehrverwertung von 3—4 g Zucker annehmen und die erste Dosis danach berechnen, Einem Fall, der bei bestimmter Kost 20 g Zucker im 24 stündigen Urin ausscheidet, würden wir demnach als erste Tagesdosis 5 Einheiten, am besten in 2 maliger Dosis vor den Hauptmahlzeiten geben und in der weiteren Behandlung je nach dem Effekt dieser Initialdosis und dem Kohlenhydratgehalt der Nahrung die Insulindosis variieren. Die später angeführten Beispiele werden das an unserer Klinik geübte Dosierungsverfahren noch weiter erläutern.

Nach ALLEN[10,76]) und SHERILL[40]) ist es unrichtig, den Insulinbedarf einzig nach der Kohlenhydratassimilation zu berechnen. Die Verhältnisse sind viel komplizierter, da das Hormon auch im Fett- und Eiweißstoffwechsel verbraucht wird. Am meisten Insulin benötigt für die gleiche Calorienzufuhr die Assimilation der Kohlenhydrate, weniger diejenige von Eiweiß und am wenigsten diejenige von Fett; dabei ist der Mehrverbrauch an Insulin nicht nur auf die Kohlenhydratgruppen der beiden letztgenannten Nahrungsstoffe zurückzuführen. Das Hormon scheint viel tiefer in den Stoffwechsel einzugreifen, als ursprünglich angenommen wurde. Das minimale Insulinbedürfnis wird von ALLEN[76]) für gesunde Kinder auf 4 Einheiten, für gesunde Erwachsene auf 12—20 Einheiten pro Tag eingeschätzt.

SAHLI[19]) gibt für acidotische, nicht momentan gefährliche Zustände folgenden Dosierungsmodus an: Er beginnt mit 1 Einheit 2—3 mal täglich und steigt jeden Tag oder jeden 2. Tag um 2 bis 3 mal 1 Einheit.

JOSLIN[39]) gibt als 1. Dosis 1 Einheit, als 2. Dosis 2 Einheiten, als 3. 3 Einheiten usw. bis zu 5 Einheiten. 3 mal 5 Einheiten täglich sollen in der Regel bei geeigneter Kostzusammenstellung genügen. Bei 127 Diabetikerfällen hat JOSLIN durchschnittlich

Die Dosierung des Insulins. 59

11 Einheiten pro die gegeben. Die maximale Dosis betrug 45 Einheiten täglich. Es ist zu beachten, daß hier nach 1 kg Kaninchen-einheiten $= 1^1/_2$ klinische Einheiten gerechnet ist. Das Insulin wird von JOSLIN $^1/_4$—$1^1/_2$ Stunden vor der Mahlzeit injiziert; es sollen dabei Resorptionsverhältnisse von Insulin und Nahrung berücksichtigt werden. Theoretisch ist die letzte Vorschrift wohl richtig, praktisch aber schwer durchzuführen.

ALLEN[9]) beginnt mit 1—2 Einheiten im Tag bei solchen Pat., die bereits durch eine vorausgegangene Hungerkur in schlechten Ernährungszustand gekommen sind. In diesen Fällen ist die Gefahr der Hypoglykämie groß, da eine Glykogenreserve praktisch nicht mehr existiert. In 86 Fällen hat ALLEN[76]) durchschnittlich 22 Einheiten pro die gegeben. Sobald die tägliche Insulinmenge 18 Einheiten überschreitet, soll sie auf 3 Dosen verteilt werden. Bei schweren Fällen sind meist 30—50 Einheiten oder mehr täglich nötig.

MCLEAN empfiehlt dem praktischen Arzt in schweren Fällen, die auf Diät nicht gut reagieren, folgendes Dosierungsverfahren: Am 1. und 2. Tag morgens und abends je 5 Einheiten vor den Mahlzeiten, am 3. und 4. Tag 10 + 5 Einheiten, und so allmähliches Ansteigen jeden 2.—3. Tag um 5 Einheiten bis zu einer täglichen Applikation von 2 mal 30 Einheiten. Diese letztere Dosis soll nicht überschritten werden.

Mit allgemeinen oder lokalen Infektionen komplizierte Diabetesfälle benötigen nach den Angaben von BANTING[2]) und ALLEN[9]) während der Infektionskrankheit höhere Insulindosen. Es ist dies eine Tatsache, die naheliegend durch die bekannte Toleranzverminderung der Diabetiker bei fieberhaften Erkrankungen erklärt werden kann. Desgleichen können präkomatöse und komatöse Fälle nur mit sehr großen Dosen erfolgreich behandelt werden. Bei allen diesen üblen Komplikationen sind Gaben von mehreren 100 Einheiten keine Seltenheit. Unterdosierung ist hier weit gefährlicher als Überdosierung.

Bei *Kindern* wird die Insulindosierung in gleicher Weise aus der Menge des Urinzuckers abgeschätzt wie bei Erwachsenen. Die Insulindosen sind demnach bei kindlichem Diabetes nicht kleiner als bei Erwachsenen [BANTING, CAMPBELL und FLETCHER[2]), GEYELIN[15]), COWIE und PARSONS[30])]. Die Dosierung hat in der Kinderpraxis besonders vorsichtig zu geschehen, da kleine Kinder die ersten Symptome der Hypoglykämie nicht melden. Es ist wichtig, hier regelmäßige Blutzuckerbestimmungen zu machen und das Kind erst aus der ärztlichen Aufsicht zu entlassen, nachdem der niedrigste Blutzuckerwert erreicht ist.

Sind unter der Insulin-Diät-Therapie die diabetischen Symptome eine Zeitlang verschwunden und der Patient auf eine genügend calorienreiche Nahrung gebracht, so wird die Insulindosis ganz allmählich unter Kontrolle von Glykämie, Harnzucker und Ketokörpern verringert. Bei leichten und mittelschweren Fällen kann schließlich Insulin wieder ganz weggelassen werden und bei geeigneter Diät ein symptomfreies Stadium folgen. Bei schweren Fällen ist, soweit die Erfahrungen bis jetzt reichen, eine langdauernde Insulinbehandlung nötig; hier richtet sich die Insulindosis nach den bereits erwähnten Faktoren von Acidosis, Zuckerausscheidung, Blutzucker und Nahrungszufuhr und muß für jeden Tag unter sorgfältiger Berücksichtigung der Kohlenhydratzufuhr festgelegt werden.

Joslin, Gray und Root[29]) glauben, daß in folgenden Fällen die Insulintherapie rasch abgebrochen werden kann: 1. bei Patienten, welche chirurgische Eingriffe überstanden haben; 2. solche, welche von einer akuten Infektion genesen sind und 3. leichte Fälle, welche von einem acidotischen Zustand befreit sind. In der Praxis ist eine rasche Reduktion der Insulindosis nicht angezeigt, dagegen sehr wohl möglich unter der besseren Kontrolle einer Spitalbehandlung.

Gefahren der Insulintherapie.

Wenn Insulin überdosiert oder beim Gesunden gegeben wird, kommt es zu einem Symptomenbild, das hauptsächlich durch das Auftreten einer Art cerebraler Reizerscheinungen charakterisiert ist. Im Versuch folgt den ersten motorischen Erregungszuständen ein komatöses Stadium und schließlich der Tod. Die Tatsache, daß dieses Symptomenbild mit Hypoglykämie verbunden ist und die Schwere des Zustandes mit dem Grad der Hypoglykämie ungefähr parallel geht, und daß ferner durch Zuckerzufuhr die bedrohlichen Erscheinungen fast momentan behoben werden können, hat zu der Annahme geführt, daß der verminderte Blutzuckergehalt die Ursache dieser Zustände sei. Die Entdecker in Toronto haben dieses Symptomenbild deshalb als *„hypoglykämischen Symptomen-*

komplex" beschrieben. CAMPBELL und FLETCHER[33]), ebenso GIGON [31]) betonen, daß die Hypoglykämie allein den Symptomenkomplex nicht erklärt und daß wahrscheinlich eine nervöse Komponente mitwirkt. GIGON führt den Fall von PARNAS und WAGNER[32]) an, in welchem der Blutzucker zeitweise vollständig fehlte, der Tod aber trotz der Aglykämie nicht eintrat. Eine allgemein befriedigende Erklärung des Symptomenbildes läßt sich zur Zeit noch nicht geben. Die Steigerung der Alkalireserve durch Insulin, wie GIGON vermutet, kommt sicher nicht in Frage, denn im Insulinkoma steigt die nach VAN SLYKE bestimmte Alkalireserve nicht über die Norm (Versuche des Referenten). MCPHEDRAN und BANTING [56]) berichten, daß die hypoglykämischen Symptome beim Kaninchen auf Calciumzufuhr verschwinden, ohne daß der Blutzucker ansteigt. Dieser Befund läßt auch auf die Anwesenheit einer nervösen Komponente bei toxischer Insulinwirkung schließen. In der Insulintherapie des kindlichen Diabetes ist dieser experimentelle Befund bereits und anscheinend mit Erfolg verwertet. Es werden 3 mal täglich 3 g Ca-Lactat gegeben. Die Verwendung von Magnesium würde wohl noch näher liegen. Die bereits im experimentellen Teil zitierte Arbeit von OLMSTED und LOGAN[81]) führte den einwandfreien Nachweis, daß Insulin an den bulbären Zentren angreift. Die zentrale Wirkung wird als sekundäre aufgefaßt, und zwar soll die primäre Wirkung, die Blutzuckerverminderung, zunächst auf irgendeine unbekannte Weise zu einer Anoxämie und diese letztere zu Reiz- und Lähmungserscheinungen an den bulbären Ganglienzellen, wie bei Erstickung, führen.

Dieses hypoglykämische Stadium ist die wesentlichste Gefahr, welche bei der Insulintherapie des Diabetes droht. Seine Verhütung erfordert deshalb besondere Vorsicht, weil eine erfolgreiche Insulinbehandlung darauf ausgehen muß, gerade den oberen Grenzwert der Hypoglykämie oder den normalen Blutzuckergehalt herzustellen, d. h. pharmakologisch gesprochen, stets mit der Maximaldosis, die gerade an der Grenze zwischen therapeutischer und toxischer Dosis steht, arbeitet. Außerdem wird die Gefahr, durch die Hormonapplikation eine Hypoglykämie zu erzeugen, noch durch die nicht vorauszusehende, individuelle Reaktion vergrößert. Die Anwendung des neuen Pharmakons in seiner vollen günstigen Wirkung auf den Stoffwechsel setzt deshalb, mehr als bei irgendeinem andern pharmakologischen Agens, eine genauere Kenntnis der ersten Symptome der Intoxikation voraus. Der hypoglykämische Symptomenkomplex beim Menschen ist von FLETCHER und CAMPBELL[33]) ausführlich beschrieben:

Die Initialsymptome, welche 4—12 Stunden nach einer Injektion auftreten können, sind Gefühle von Angst und Zittern, hie und da auch übermäßiger Hunger oder allgemeines Schwächegefühl. Diese ersten Symptome zeigen sich etwa bei einem Blutzuckergehalt von 0,07—0,08%. Nimmt der Blutzucker weiter, bis auf etwa 0,05—0,07% ab, so treten objektiv nachweisbare Zeichen, wie profuser Schweiß, Blässe und in einigen Fällen auch eine Zunahme der Pulsfrequenz ein. Bei Kindern ist die gesteigerte Pulsfrequenz oft das einzige Signal der Hypoglykämie. Auch die subjektiven Symptome werden in diesem Stadium schwerer, es treten ausgesprochene Angstgefühle und Koordinationsstörungen in den Extremitäten, Schwindel, auch Doppeltsehen auf. Dieses Stadium ist am häufigsten beobachtet worden. Sinkt der Blutzucker noch stärker, so können Erregungszustände, sensorische und motorische Aphasie, Delirien und Verwirrtheitszustände auftreten, und schließlich folgen Bewußtlosigkeit und Kollaps. Die Hypoglykämiegrade, bei welchen die verschiedenen Stadien des hypoglykämischen Komplexes auftreten, variieren sehr; bei 0,06% Blutzucker können schon schwere Reaktionen auftreten, während bei 0,04% eine Reaktion noch mild verlaufen kann. Ein Blutzuckergehalt von 0,035% ist gewöhnlich mit Bewußtlosigkeit verbunden.

In einem vom Referenten beobachteten Fall von Coma incipiens, der 200 Einheiten Insulin bekam, traten 5 Stunden später, schon bei einem Blutzuckerwert von 0,104% (BANG), die Initialsymptome des „hypoglykämischen" Komplexes (Schwindel, Kopfschmerzen, Schwächegefühl und Schwitzen auf der Stirn) auf. Durch Glucoseinfusion wurden sie sofort beseitigt.

Praktisch von Wichtigkeit ist, daß es besondere Zustände gibt, welche eine größere Insulinempfindlichkeit aufweisen und rasch in ein hypoglykämisches Stadium kommen. In

Gefahren der Insulintherapie. 63

erster Linie sind hier Fälle zu erwähnen, deren Glykogenreserve entweder durch langes Hungern oder durch starke körperliche Arbeit sehr reduziert ist. ALLEN und SHERRILL[9]) beschreiben einen solchen Fall, der schon nach einer Einheit eine schwerste hypoglykämische Reaktion aufwies. Nach JOSLIN, GRAY und ROOT[29]) kann auch Verminderung des Blutvolumens, z. B. bei Durchfällen, die Hypoglykämie begünstigen.

Die *Beseitigung der hypoglykämischen Symptome* geschieht durch enterale oder parenterale Zufuhr von Kohlenhydraten. Werden die Initialsymptome beobachtet, so genügt Zufuhr von Traubenzuckerwasser, Syrup oder Orangensaft per os. Sind die Vergiftungserscheinungen schwerer oder der Patient komatös, so werden sie durch subcutane (5%) oder intravenöse (10%) Traubenzuckergaben fast momentan rückgängig gemacht. Glucose ist das beste Antidot; Lävulose, Galaktose und Maltose wirken langsam; Arabinose, Xylose, Rohrzucker und Lactose beseitigen die Symptome nicht, obschon sie ein Ansteigen des Blutzuckers bewirken (NOBLE und MACLEOD). In bedrohlichen hypoglykämischen Zuständen wird die günstige Wirkung der Glykosezufuhr noch durch subcutane Injektion von 0,5—1,0 mg *Adrenalin* unterstützt. Die Beseitigung der nervösen Symptome durch Ca-Zufuhr [MC PHEDRAN und BANTING[56])] ist bereits oben erwähnt. Durch intravenöse Injektionen von Pituitrin lassen sich die gefährlichen hypoglykämischen Symptome ebenfalls bekämpfen. OLMSTED und LOGAN[81]) konnten nämlich zeigen, daß bei decerebrierten Katzen der Blutzuckerspiegel nach Insulin weniger sank, wenn die Hypophyse nicht entfernt wurde.

Ich habe den Eindruck, daß die hypoglykämischen Symptome allgemein als zu gefährlich eingeschätzt werden. Bei genügender Beobachtung der Patienten, wie sie in Krankenhäusern erwartet werden kann, und bei guter Instruktion des Patienten über die Initialsymptome der Intoxikation ist man doch wohl immer in der Lage, die Vergiftungserscheinungen im Beginn zu kupieren. Auch die Heimbehandlung stellt in dieser Beziehung kein größeres Risiko dar, wenn der Patient die Symptome der Hypoglykämie kennt und Traubenzucker oder Orangensaft evtl. auch Adrenalin zur Hand hat. Gefährlicher ist schon die Überdosierung bei kleinen Kindern oder benommenen Patienten, welche die ersten Symptome der Vergiftung nicht melden können; solche Fälle gehören unter die genaueste Beobachtung einer Krankenhausbehandlung.

Als eine weitere Komplikation durch Insulinbehandlung ist das *Auftreten von Ödemen* bei verminderter Diurese beschrieben [ALLEN und SHERILL[9]), GIGON[31]), v. NOORDEN und ISAAK[35]) eigene Beobachtung]. Die Ursache dieser Störung im Wasserhaushalt ist noch nicht klar. Ob eine renale Komponente mit im Spiel ist, wie die Lokalisation der Ödeme vermuten läßt, oder ob die Alkalosis im Blut beim Verschwinden der Ketokörper zu einer verminderten Diurese führt, oder ob schließlich die Verschiebungen im Kationengehalt zwischen Blut und Gewebe vorübergehende Wasserretention bewirken [HARROP und BENEDICT[36]), eigener Versuch], bleibt noch zu untersuchen. Jedenfalls ist in diesen Zuständen evtl. Na-bic-Zufuhr zu sistieren oder nach v. NOORDENS Angaben durch Kalium-bicarbonicum-Gaben zu ersetzen.

THOMSON[18]) hat bei zwei Fällen nach großen Dosen Insulin vorübergehende *Hämaturie* beobachtet.

Die Insulinanwendung beim Diabetes mellitus in Krankenhaus und Praxis.

Außer den bereits zitierten Autoren berichten über klinische Erfahrungen mit Insulin: FITZ, MURPHY und GRANT[37]), WOODYATT[38]), JOSLIN[39]), SHERRILL[40]), BLUM, CARLIER und SCHWAB[41]), BLUM und SCHWAB[42]), ACHARD[43]), CHABANIER, LEBERT und LOBO-ONELL[44]), GILBERT, BAUDOUIN und CHABROL[45]), GRAHAM und HARRIS[46]), LEYTON[47]), MAJOR[48]), STROUSE und SCHULTZ[49]), MOORE[50]), THALHIMER[51]), DAVIES, LAMBIE, MEAKENS und ROBSON[52]), SPRIGGS, PICKERING und LEIGH[53]), ROWE[54]), FOSTER[55]), MC PHEDRAN und BANTING[56]), LÖFFLER[57]), HAGEDORN[68]), UMBER[69]), ERCKLENTZ[72]), SIMON[73]), WANDEL und SCHMOEGER[74]), GROEDEL und HUBERT[75]), LABBÉ, NEPVEUX und LAMBRU[83]), DESGREZ, BIERRY und RATHERY[84]).

Allgemein geht aus diesen Publikationen hervor, daß die klinischen Erfolge den Erwartungen entsprechen, die man an die Einführung des Insulins in die Diabetesbehandlung geknüpft hatte. Versagt hat Insulin teilweise in schwersten komatösen Zuständen.

1. Allgemeine Richtlinien für die Insulinanwendung.

Die Insulintherapie kann symptomatisch oder, in Kombination mit Diätbehandlung, kausal sein. Symptomatisch wird Insulin in akut bedrohlichen schwersten Diabetesfällen und bei verschiedensten Komplikationen angewandt; darüber wird weiter unten die Rede sein.

Zunächst soll gezeigt werden, wie Insulin in den Plan einer kausalen Diabetesbehandlung einzufügen ist. Hier liegt das Gebiet, auf welchem der Arzt, aus richtigem Verständnis der Insulinwirkung heraus, die mannigfaltigen und interessanten Stoffwechselwirkungen des neuen Hormons zu eventuell nachhaltigem Gewinn für den Patienten verwerten kann.

Die kausale Therapie der Zuckerkrankheit besteht in einer temporären funktionellen Minderbelastung der Langerhansschen Inseln. Wenn der Inselapparat nicht irreversibel geschädigt ist, kann er sich in der Schonzeit erholen und später wieder eine Zeitlang den physiologischen Ansprüchen genügen.

Ob wir nun diese Ruhetherapie mit entsprechender Diät, mit kohlenhydratarmer Ernährung, mit eiweißarmen Gemüsetagen, mit Hafertagen (v. NOORDEN), Mehlfrüchtekuren (FALTA), protrahierten Hungerkuren (ALLEN-JOSLIN), protrahierter N-armer Ernährung [MAIGNON[65]), PETRÉN [63])] oder fast ausschließlicher Fettzufuhr, wie neuerdings von NEWBURGH und MARSH[11]) empfohlen wird, oder schließlich mit Insulin erreichen, kommt im Grunde aufs gleiche heraus. Es frägt sich aber, ob wir mit Insulin allein, ohne diätetische Maßnahmen, die Funktion der Langerhansschen Inseln so weit ersetzen können, daß sie eine Zeitlang ruht. Um diese Forderung zu erfüllen, müßten wir die Möglichkeit haben, im Blut einen bestimmten Insulinspiegel durch exogene Zufuhr des Hormons dauernd zu erhalten, und müßten außerdem den erhöhten Insulinbedarf, der jeweilen durch die beliebige Nahrungszufuhr gefordert ist, durch vermehrte Insulinzufuhr decken; d. h. wir müßten mehr oder weniger die normalen physiologischen Variationen der endogenen Insulinproduktion durch exogene Hormonzufuhr nachahmen. Eine solche Imitation des physiologischen Vorganges durch Insulininjektionen ist aber unmöglich, und es wird deshalb bei einziger Anwendung des Insulins ohne diätetische Maßnahmen stets vorkommen, daß durch die Nahrungszufuhr die Leistungsfähigkeit der Langerhansschen Inseln immer wieder beansprucht und damit die Ruhetherapie illusorisch wird. Die Assimilation der Nahrung bedingt eben eine alimentäre Hyperglykämie, und der Glykämiegrad reguliert die Insulinabgabe des Pankreas [BANTING, CAMPBELL und FLETCHER[2]), ALLEN und SHERRILL[9]) AMBARD, SCHMID und ARNOVLJETVITCH[12])].

Erst die Kombination von Diät mit Insulin vermag in wirksamster Weise dem Inselapparat die nötige Schonzeit zu verschaffen: die geringe Reizwirkung, die ein bewährtes Diätregime noch auf die Pankreasinseln ausübt, wird durch zweckmäßige Insulinapplikation auf ein Minimum herabgedrückt. Als wichtigster Satz für die praktische Anwendung des neuen Hormons hat demnach zu gelten: *daß nur in Verbindung mit diätetischer Behandlung die Insulintherapie die alten bewährten Diätverfahren übertrifft.* Insulin unterstützt die diätetische Schontherapie und gestattet, sie bis zu einem Grad zu steigern, wie er ohne Insulin nur durch gefährlichere Prozeduren möglich ist.

2. Insulin in der Therapie des unkomplizierten leichten und schweren Diabetikers.

Die verschiedenen Behandlungsverfahren mit Insulin unterscheiden sich in der Hauptsache nur durch das begleitende Diätregime und die der Insulinbehandlung vorausgehende, über den Grad der Stoffwechselstörung orientierende Periode. In dieser Beziehung sind zwei Verfahren in Anwendung. Das eine wird von BANTING und seinen Mitarbeitern, dann von WILDER, BOOTHBY und WOODYATT usw. geübt und besteht darin, daß neben dem Insulin eine qualitativ und quantitativ genau den neuen Ansichten über

Ketogenese entsprechende Nahrung gegeben wird, und daß der Caloriengehalt der Nahrung nicht oder kaum unter den Grundumsatz des betreffenden Patienten fällt. Das andere Behandlungsverfahren (ALLEN, JOSLIN, GRAHAM usw.) verzichtet auf die genaue Berechnung des Verhältnisses der einzelnen Nahrungsbestandteile und unterstützt die Insulintherapie durch eines der älteren Diätregime, wie Reduktion der Calorien unter den Grundumsatz, oder Hunger, oder Reduktion der einzelnen Nahrungsstoffe je nach Empfindlichkeit des Falles usw.

Behandlungsverfahren mit berechneter, optimaler, antiketogener Diät.

Der Behandlungsmodus, wie er in Toronto und in ähnlicher Weise durch WILDER und BOOTHBY und WOODYATT in Anwendung kommt, ist folgender:

Jeder Diabetiker, mit Ausnahme natürlich des komatösen, wird nach Eintritt ins Krankenhaus zunächst 24 Stunden bei der gewohnten Nahrungszufuhr belassen. Für die folgenden Tage wird er dann auf eine Diät gesetzt, die seinem Grundumsatz entspricht und die so zusammengesetzt ist, daß die Ketokörperbildung bei voller Ausnutzung gerade verhindert ist. Wird der Pat. bei einer solchen Diät zuckerfrei, verschwindet die Hyperglykämie und können ihm in der Folge noch 500 Calorien über seinen Grundumsatz zugelegt werden, so wird kein Insulin gegeben. Scheidet aber der Pat. bei dieser Nahrung während einiger Tage eine ungefähr konstante Zuckermenge aus, so wird aus der Differenz der zugeführten Kohlenhydrate und des ausgeschiedenen Zuckers (Grundtoleranz) die 1. Insulindosis berechnet. Nach der Erfahrung vermag ja, wie bereits früher erwähnt, 1 Insulineinheit beim schweren Diabetiker 2—2$^1/_2$ g, beim leichten 5—6 g Zucker mehr auszunützen. Die benötigte Dosis Insulin wird auf 2—3 Portionen im Tag verteilt und am besten 30 Minuten vor den Mahlzeiten gegeben.

In vielen Fällen ist es nötig, durch Untersuchung des Urins zu verschiedenen Tageszeiten festzustellen, wann die stärkste Glykosurie vorhanden ist und dann die Insulindosen in entsprechender Größe auf bestimmte Zeiten zu verteilen. Es gibt Patienten, welche morgens mehr Insulin bedürfen, andere brauchen größere Dosen auf die Nacht. In den ersten Tagen der Behandlung wird oft mehr Insulin benötigt, um den Pat. zuckerfrei zu machen und normalen Blutzuckergehalt herzustellen, als nachher gegeben werden muß, um die Zuckerfreiheit des Urins und die normale Glykämie unter gleichen Bedingungen zu erhalten.

Wird der Pat. unter der kombinierten Insulin-Diättherapie zuckerfrei und ist der Blutzuckerspiegel ungefähr auf normalem Niveau, so wird diese Behandlung ohne weitere Nahrungszulagen 1—2 Wochen, evtl. auch länger, fortgesetzt. Später werden allmählich unter exaktem Ausbalancieren von Mehrzufuhr an Kohlenhydraten und Steigerung der Insulindosis mehr Calorien zugefügt, bis ein Umsatz erreicht ist, der auch für Arbeit genügt und konstantes Gewicht erhält oder beim jugendlichen Diabetiker Gewichtszunahme erlaubt. Je nach der Schwere des Falles kann dann im günstigen Falle nach wochen- oder monatelanger Behandlungsdauer die Insulindosis bei gleichbleibender Nahrungszufuhr allmählich verringert werden und eine Toleranzsteigerung resultieren. Wie lange im einzelnen Falle die Insulintherapie fortgesetzt werden soll, hängt vom persönlichen Ermessen des behandelnden Arztes ab und natürlich auch davon, was im speziellen Fall mit der Insulintherapie erreicht werden will. Bestimmte Richtlinien lassen sich hier noch nicht geben, da wir über die evtl. Dauerwirkung des Insulins noch nicht orientiert sind.

Es ist hier wohl nötig, auf die Berechnungen des Grundumsatzes und der ketogenen und antiketogenen Bestandteile der Nahrung, wie sie in den letzten Jahren von den Amerikanern eingeführt worden sind, etwas genauer einzugehen. Für eine optimale Nahrungszusammensetzung für Diabetiker sind nach WILDER[59]) 4 Faktoren zu berücksichtigen:

1. Beschränkung der Calorienzufuhr;

2. Eiweißbeschränkung;

3. Beschränkung der Kohlenhydratzufuhr und

4. ein Gleichgewicht zwischen ketogenen und antiketogenen Substanzen so, daß die Bildung von Ketokörpern vermieden wird.

Zur Beschränkung der Calorienzufuhr wird eine dem *Grundumsatz* nach den AUB-DU BOISschen Standardzahlen [58]) entsprechende Calorienzahl zugeführt. Die Berechnung geschieht nach Standardzahlen für den Calorienbedarf pro Quadratmeter Körperoberfläche. Die Körperoberfläche selbst wird aus der DU BOISschen Formel

$$A = W^{0,425} \times H^{0,725} \times 71,84$$

berechnet. (A = Oberfläche in Quadratzentimeter; W = Gewicht in Kilogramm; H = Größe in Zentimeter; 71,84 = Konstante.) Standardzahlen und Formel sind auch in der Zusammenstellung von CARPENTER „Tables, factors and formulas for computing respiratory exchange and biological transformations of energy". Carnegie Institut of Washington, 1921, S. 108 u. 122, und von GRAFE in den Ergebnissen der Physiologie, Bd. 21 II 1923, S. 35, angeführt.

Aus einer von BOOTHBY und SANDIFORD*) konstruierten Tabelle kann dieser Grundumsatz leicht abgelesen werden, wenn Gewicht, Alter und Größe bekannt sind. Da die spezifisch-dynamische Wirkung der Nahrung und die Bewegungen des Patienten im Bett nicht berücksichtigt sind, bleibt der betreffende Patient bei der Calorienzufuhr, die aus der Tabelle berechnet ist, etwa 20% unter dem normalen Grundumsatz. Ist der Patient außer Bett, so müssen zu dem aus der Tabelle bestimmten Calorienwert noch 20—30% für die vermehrten Körperbewegungen hinzuaddiert werden.

Die *Eiweißzufuhr* wird nach den Vorschlägen von MARSH, NEWBURGH und HOLLY [60]) auf $^2/_3$ g pro Kilogramm Körpergewicht beschränkt. Durch die Eiweißarmut der Kost wird einesteils die Zufuhr der in den Eiweißkörpern enthaltenen Kohlenhydrate auf ein Minimum herabgesetzt, anderteils die nachteilige Wirkung, welche das Eiweiß erfahrungsgemäß auf die Verbrennung der Kohlenhydrate ausübt, möglichst vermindert.

Die *Kohlenhydratzufuhr* wird auf das Maß herabgedrückt, welches nötig ist, um eine Ketokörperbildung zu verhüten. Diese minimale Menge an Kohlenhydraten wird aus den For-

---
* Die Tabellen sind bei H. N. Elmer, 1641 Monadnock Building, Chicago, erhältlich.

meln für das *ketogen-antiketogene Gleichgewicht*, wie sie sich aus den grundlegenden Versuchen von Shaffer[61]) und Wilder und Winter[62]) herleiten ließen, berechnet. Wenn Shaffer[61]) bei Versuchen in vitro ein Gemisch von H_2O_2 und Acetessigsäure in alkalischer Lösung einmal mit, einmal ohne Glucose zusammenbrachte, so wurde Acetessigsäure nur bei Gegenwart von Glucose in beträchtlicher Menge oxydiert. Glucose wirkte ketolytisch, und zwar wurde das Optimum der ketolytischen Wirkung erreicht, wenn das Verhältnis von Glucose zu Acetessigsäure in Mol. ausgedrückt 1 : 1 oder 2 : 1 war. Nach der Theorie des Autors soll ein intermediäres Oxydationsprodukt der Glucose sich mit Acetessigsäure verbinden und die Oxydation ermöglichen. Da die antiketogene Wirkung der Kohlenhydrate offenbar auf chemischer Reaktion beruht, stellte sich Shaffer das Problem, die molekularen Mengen an antiketogenen und ketogenen Substanzen aus irgendeinem Umsatz zu berechnen und zu untersuchen, ob ein berechnetes Verhältnis mit beobachteten Mengen ausgeschiedener Ketokörper übereinstimmt.

Die Berechnung der *ketogenen* und *antiketogenen Substanzen* in den umgesetzten Nährstoffen ist folgende:

Ketogene Körper entstehen:

aus 1 g Fett vom durchschnittlichen Molekulargewicht von 874

$\frac{1}{874} \cdot 3 = 0{,}00343$ Gramm-Moleküle Fettsäure;

aus 1 g Urin-N oder Eiweiß-N, berechnet nach einer Tabelle von Lusk, 0,010 Gramm-Moleküle.

Antiketogene Körper entstehen:

aus 1 g Kohlenhydrat $\frac{1}{180} = 0{,}00556$ Mol.;

aus 1 g Eiweiß- oder Urin-N $\frac{3{,}6}{180} = 0{,}02$ Mol.

(dabei ist angenommen, daß aus 6,25 g Eiweiß, die 1 g N entsprechen, 3,6 g Glucose gebildet werden können);

aus 1 g Fett $\frac{1}{874} : 2 = 0{,}00057$ Mol.

(2 Mol. Glycerin als 1 antiketogenes Mol. Glucose berechnet).

Aus dem Verhältnis der Summen von ketogenen zu antiketogenen Molekülen wird der Quotient $\frac{K}{A}$ aufgestellt. Eine Nachrechnung dieses $\frac{K}{A}$-Quotienten bei einer Reihe von acidotischen Fällen aus der Literatur durch SHAFFER und von anderen Fällen durch WILDER und WINTER[62]) ergaben dann, daß im allgemeinen eine Ketosis gerade dann verhindert wird, wenn der Quotient 2 beträgt; d. h. daß 1 Molekül Glucose für 2 Moleküle Acetessigsäure ketolytisch wirkt.

In einer Kostform, die einem $\frac{K}{A}$-Quotienten = 2 entspricht, hätten wir demnach das Minimum an Kohlenhydraten, das, wenn es verwertet wird, gerade noch genügt, um die Ketokörperbildung zu verhüten. Ein solches Diätregime wird, wie oben erwähnt, von BANTING und Mitarbeitern, BOOTHBY, WILDER usw. vor und während der Insulinbehandlung verwendet.

SHAFFER vereinfacht die Berechnung einer solchen Kost durch die Formel:

$$\frac{\text{Total Calorien in 24 Stdn.} - (100 \cdot \text{Urin-N})}{50} = \text{g Kohlenhydrate}.$$

WILDER stellt für die Berechnung dieser Nahrungszusammensetzung folgende Formeln auf:

$$C = 0{,}024 \ M - 0{,}41 \ P,$$
$$F = 4 \ C + 1{,}4 \ P$$

(C = Anzahl Gramm Kohlenhydrate; M = Calorienbedürfnis in 24 Stdn.; P = g Eiweiß; F = g Fett).

Um jede Rechnerei überhaupt auszuschalten, hat WILDER aus seinen beiden Formeln eine Tabelle konstruiert, aus der für eine Nahrung von bestimmtem Calorienwert der Gehalt an Kohlenhydraten und Fett einfach abgelesen werden kann[*]).

Dieses Behandlungsverfahren ist als das zweckmäßigste für die kausale Ruhetherapie der Langerhansschen Inseln zu betrachten. Auf diese Weise wird bei genügender Calorien-

---

[*]) Die Tabelle kann auch bei Elmer, Chicago, bezogen werden.

zufuhr das Inselsystem wenig belastet, und wenn noch Insulin zugegeben wird, sind die Anforderungen an die Funktion der Pankreasinseln minimal. Fall Nr. 1 ist ein Beispiel für dieses Behandlungsverfahren.

Fall 1. Frau O.-Fr., 59 Jahre alt, 62 kg schwer, ist seit 18 Jahren zuckerkrank. Sie machte jährlich Kuren in Karlsbad, wodurch jeweils der Urinzucker bis auf 1% zurückging. Zwischen den Kuren wurden zu Hause die Kohlenhydrate etwas eingeschränkt, aber keine sorgfältige Diät gehalten; die Zuckerausscheidung stieg manchmal bis auf 5—7%. Vor 4 Monaten hatte sie eine Apoplexie mit rechtsseitiger Hemiparese und vorübergehender motorischer Aphasie. Im Oktober 1923 wurde Pat. während 3 Wochen in einem anderen Spital mit Diät und auch etwas Insulin behandelt, verließ aber plötzlich das Spital, ohne daß ein wesentlicher Erfolg eingetreten wäre (Glucosurie 4½%). Zu Hause hielt Pat. wieder etwas Diät und nahm Na bic. 2—3 Tage vor Spitaleintritt traten Gesichtsödeme auf, und wegen zunehmender Acetonurie wurde sie am 17. XI. eingewiesen. Sie klagte hauptsächlich über Durst. Das Gesicht war etwas gedunsen, die unteren Augenlider geschwollen und das Unterhautzellgewebe des ganzen Körpers fühlte sich auffallend straff an, ohne daß sich aber Dellen eindrücken ließen. Als Residuen der Hemiplegie fanden sich gesteigerte Reflexe der rechten Extremitäten und Andeutung von Babinski rechts.

Pat. wurde auf eine Kostform gesetzt, die den von WILDER, BOOTHBY und SHAFFER aufgestellten Grundsätzen, wie sie oben dargelegt wurden, entsprach.

Für 61 kg Körpergewicht (unter der Annahme, daß vom wirklichen Körpergewicht von 62 kg 1 kg retiniertes Wasser war), für 59 Jahre und für die Größe von 145 cm berechnet sich nach der BENEDICT-TALBOTschen Formel

$$\frac{\text{Grundumsatz}}{\text{Calor.}} = 655{,}096 + 9{,}563 \times \text{Gewicht in kg} + 1{,}850 \times \text{Größe in cm} - 4{,}676 \times \text{Alter}$$

der Grundumsatz zu 1230 Cal. Aus der Tafel von BOOTHBY und SANDIFORD, die auf der Du Boisschen Formel basiert, wurden als Grundumsatz 1240 Cal. abgelesen.

Nach den oben angeführten Formeln von WILDER stellt sich die optimale Zusammensetzung der Nahrung auf

$0{,}75 \times 61 = 46$ g Eiweiß ($0{,}75$ g pro kg Körpergewicht),
$(0{,}024 \times 1230) - (0{,}41 \times 46) = 10{,}6$ g Kohlenhydrate,
$(4 \times 10{,}6) + (1{,}4 \times 46) = 107$ g Fett.

Die Insulinanwendung beim Diabetes mellitus. 73

Die Tabelle I gibt die ausführlichen Daten, welche über die Behandlungsweise und den Erfolg mit dieser Diät und Insulin orientieren. Die Zuasmmensetzung der Nahrung und ihre Calorienzahl variieren etwas, weil die Diät oft den Wünschen der ungeduldigen Patientin angepaßt werden mußte. Die Gemüsezulagen wurden in der Diät nicht mitgerechnet, da ihre Verwertung im Organismus zu unsicher ist. Zunächst ist zu sehen, daß unter Insulin 3 × 5 Einheiten, jeweilen $^1/_2$ Stunde vor dem Frühstück, Mittag- und Abendessen, die Zuckerausscheidung schon am ersten Tag, 21./22. XI., zurückgeht. Ohne erkennbaren Grund wird dann trotz geringerer Calorienzufuhr am 23./24. wieder etwas mehr Zucker ausgeschieden. Die Insulindosen werden darauf vergrößert und am 5. Tag der Insulinbehandlung ist die Patientin zuckerfrei. Am 27. XI. wurde versucht, etwas mehr Calorien als an den vorhergehenden Tagen zuzugeben, was jedoch sofort wieder zu Glykosurie führte. Die Nahrungszufuhr wurde daraufhin wieder eingeschränkt und die Calorienzahl um etwa 100 unter der berechneten Grundumsatzzahl gehalten. Am 1. XII. war die Patientin mit 3 × 15 Einheiten Insulin wieder zuckerfrei. Gleichzeitig war der Nüchternblutzuckerwert wesentlich gefallen und erreichte am 3. XII. den Normalwert von 0,088%. Die Ketokörperausscheidung hatte abgenommen, war aber trotz der Diät, die einem Quotienten $\frac{K}{A} = 1,66$ entsprach, nicht völlig verschwunden. Vom 4. bis 6. XII. war die Patientin zu Hause, sah aber, daß die Behandlung zu Hause Schwierigkeiten bereitete, und trat wieder ins Spital ein. Bis zum 9. XII. wurde die Insulinzufuhr, zuletzt 50 Einheiten im Tag, bei ungefähr gleicher Diät wie vorher, fortgesetzt. Dabei stieg auffallenderweise der Blutzuckerspiegel wieder an. Am 10. XII. weigerte sich die Patientin, weiter Insulin zu nehmen. Bei gleicher Diät stiegen an den beiden folgenden Tagen Glucosurie und Acetonurie ohne Insulin an. 12. XII. wurde die Patientin entlassen.

Der Fall lehrt, daß es wichtig sein kann, den Urin in Portionen zu sammeln und zu untersuchen. Wir wissen dann, welche der fraktionierten Insulindosen ungenügend ist, oder

74 Insulin. Klinischer Teil.

Tabelle I

Datum 1923	Tageszeit	Körpergewicht in kg	Diät K.H. g	Diät F. g	Diät E. g	Gemüse u. Salat gekocht g	Urin Menge ccm	Urin Spes. Gewicht	Urin Zucker g	Aceton	Acetessigsäure	Reaktion
18./19. XI.	—	62	—	—	—	1810	1800	1014	12,78	+++	+	sauer
19./20. XI.	—	—	10,6	102,9	45,9	1490	2200	1012	10,34	+++	+	alkal.
20./21. XI.	—	—	10,7	110,5	46,0	905	1150	1015	6,88	+++	++	sauer
21./22. XI.	7—12		3,29	75,82	23,29	—	110	1016	—	++	+	sauer
	12—18	63,5	7,37	34,4	24,29	585	210	1012	0,11	++	+	,,
	18—7		—	0,6	5,7	300	900	1015	0,18	++	+	,,
			10,7	110,8	53,3	885	1220		0,29			
22./23. XI.	7—12		2,8	56,88	16,18	310	320	1015	0,13	+++	+	sauer
	12—18	—	7,77	54,84	36,92	370	430	1015	—	+++	+	,,
	18—7		—	0,57	5,58	230	620	1014	—	+++	+	,,
			10,6	112,3	58,7	910	1370		0,13			
23./24. XI.	7—12		2,8	56,88	16,18	290	160	1021	0,29	+++	+	sauer
	12—18	—	7,07	40,0	15,82	570	590	1016	0,46	+++	+	,,
	18—7		—	—	—	460	770	1019	0,77	+++	+	,,
			9,87	96,9	32,0	1320	1520		1,52			
24./25. XI.	7—12		2,45	50,18	9,18	200	500	1014	0,70	++	+	alkal.
	12—18	65,5	5,0	0,59	5,95	200	850	1009	—	+	+	,,
	18—7		2,04	44,68	16,21	190	1100	1010	—	++	+	,,
			9,5	95,4	31,3	590	2450		0,70			
25./26. XI.	7—12		4,3	53,06	11,01	200	660	1010	—	++	++	alkal.
	12—18	—	5,0	8,63	14,72	230	1020	1006	—	++	++	,,
	18—7		0,72	40,12	13,35	230	850	1010	—	++	+	,,
			10,0	101,8	39,1	660	2530		—			
26./27. XI.	7—12		4,35	61,18	11,08	200	350	1011	—	++	+	sauer
	12—18	63,2	6,5	1,82	13,99	200	850	1010	—	++	—	,,
	18—7		10,72	40,16	14,09	230	950	1007	—	++	Spur	,,
			21,6	103,2	39,2	630	2150		—			

Frau O. — Fr. (Fall Nr. 1).

Blutzucker nüchtern n. Bang.	Calorien (Glucose im Urin abgerechnet)	Insulin	Na bic. oder K bic. g	Bemerkungen
—	—	—	20 g Na bic.	Gemüsetag
—	1178	—	20 g Na bic.	
0,129%	1284	—	20 g Na bic.	
—	1319	8 Uhr 5 Einh. 12 „ 5 „ 18 „ 5 „ „Lilly"	20 g Na bic.	
—	1368	8 Uhr 5 Einh. 12 „ 5 „ 18 „ 5 „ „Lilly"	20 g Na bic.	
0,144%	1088	8 Uhr 5 Einh. 12 „ 5 „ 18 „ 5 „ „Lilly"	20 g Na bic.	
—	1073	8 Uhr 5 Einh. 12 „ 10 „ 18 „ 10 „ „Lilly"	20 g Na bic.	2 g $CaCl_2$; Ödeme d. Gesichtes u. d. Unterschenkel
—	1174	8 Uhr 10 Einh. 12 „ 10 „ 18 „ 10 „ „Iloglandol Roche"	—	3 g $CaCl_2$; Ödeme gehen zurück
0,112%	1234	8 Uhr 5 Einh. 12 „ 10 „ 18 „ 10 „ „Iloglandol Roche"	—	2 g $CaCl_2$; klagt überHunger; noch geringgradige Knöchelödeme

Tabelle I

Datum 1923	Tageszeit	Körpergewicht in kg	Diät K.H. g	F. g	E. g	Gemüse u. Salat gekocht g	Urin Menge ccm	Spez. Gewicht	Zucker g	Aceton	Acetessigsäure	Reaktion
27./28. XI.	7—12	—	4,7	67,88	18,08	200	350	1024	7,46	+++	+	sauer
	12—18		5,7	14,84	24,32	300	420	1015	0,38	+++	+	,,
	18—7		15,17	28,48	1,36	330	1000	1012	4,30	+++	Spur	,,
			25,6	111,2	43,8	830	1770		12,14			
28./29. XI.	7—12	62,1	4,67	63,82	18,05	190	280	1022	2,41	+++	+	sauer
	12—18		5,0	0,58	13,67	270	620	1013	1,12	++	Spur	,,
	18—7		10,2	32,52	1,02	330	780	1011	1,17	++	,,	,,
			19,9	96,9	32,7	790	1680		4,70			
29./30. XI.	7—12	—	4,35	61,18	11,08	200	430	1011	2,45	++	+	sauer
	12—18		5,45	24,29	20,53	300	300	1017	0,24	+++	+	,,
	18—7		5,08	14,23	0,49	330	680	1010	—	++	—	,,
			14,9	99,7	32,1	830	1410		2,69			
30. XI. / 1. XII.	7—12	—	3,42	55,68	10,13	200	350	1010	1,61	+++	Spur	sauer
	12—18		6,42	29,27	21,76	300	400	1009	—	++	,,	,,
	18—7		5,07	12,20	0,48	330	620	1009	—	++	,,	,,
			14,9	97,1	32,4	830	1370		1,61			
1./2. XII.	7—12	62,1	3,42	55,68	10,13	—	750	1006	—	++	Spur	sauer
	12—18		6,42	37,32	22,81	280	850	1008	—	++	,,	alkal.
	18—7		5,07	12,20	0,48	330	800	1008	—	++	,,	amphot.
			14,9	105,0	33,4	610	2400		—			
2./3. XII.	7—12	—	3,42	55,68	10,13	—	400	1006	0,36	++	Spur	sauer
	12—18		6,42	29,15	18,91	300	520	1010	—	++	,,	alkal.
	18—7		5,07	12,20	0,48	330	900	1008	—	++	,,	sauer
			14,9	97,0	29,5	630	1820		0,36			
3./4. XII.	7—12	62,1	3,42	55,68	10,13	—	250	1010	—	++	+	alkal.
	12—18		6,42	29,47	15,90	300	600	1009	—	++	Spur	,,
	18—7		5,07	12,77	6,06	300	800	1010	—	++	,,	sauer
			14,9	97,9	32,1	600	1650		—			

Die Insulinanwendung beim Diabetes mellitus.

Frau O. — Fr. (**Fall** Nr. 1) (Fortsetzung).

Blutzucker nüchtern n. Bang.	Calorien (Glucose im Urin abgerechnet)	Insulin	Na bic. oder K bic. g	Bemerkungen
—	1297	8 Uhr 10 Einh. 12 ,, 10 ,, 18 ,, 10 ,, ,,Iloglandol Roche"	—	
0,104%	1119	8 Uhr 10 Einh. 12 ,, 10 ,, 18 ,, 15 ,, ,,Iloglandol Roche"	—	Ödeme verschwunden
—	1130	8 Uhr 10 Einh. 12 ,, 15 ,, 18 ,, 15 ,, ,,Iloglandol Roche"	—	
0,110%	1112	8 Uhr 15 Einh. 12 ,, 15 ,, 18 ,, 15 ,, ,,Iloglandol Roche"	—	
—	1196	8 Uhr 15 Einh. 12 ,, 15 ,, 18 ,, 15 ,, ,,Iloglandol Roche"	5 g Kal. bic.	
—	1102	8 Uhr 15 Einh. 12 ,, 15 ,, 18 ,, 15 ,, ,,Iloglandol Roche"	5 g Kal. bic.	
0,088%	1124	8 Uhr 15 Einh. 12 ,, 15 ,, 18 ,, 15 ,, ,,Iloglandol Roche"	5 g Kal. bic.	

Insulin. Klinischer Teil.

Tabelle I

Datum 1923	Tageszeit	Körpergewicht in kg	Diät K. H. g	F. g	E. g	Gemüse u. Salat gekocht g	Urin Menge ccm	Spez. Gewicht	Zucker g	Aceton	Acetessigsäure	Reaktion
4. bis 6. XII.	—	—	—	—	—	—	—	—	—	—	—	—
6./7. XII.	7—12		3,42	55,68	10,13	—	500	1008	0,55	+++	+	sauer
	12—18	—	6,42	30,04	21,48	270	280	1018	—	+++	+	,,
	18—7		5,07	12,2	0,48	300	850	1006	—	++	Spur	,,
			14,9	97,9	32,1	570	1630		0,55	0,962 g		
7./8. XII.	7—12		3,42	55,68	10,13	—	220	1018	0,06	+++	+	sauer
	12—18	61,2	6,42	29,27	21,76	300	250	1019	—	+++	+	,,
	18—7		5,07	12,2	0,48	320	800	1009	—	+++	+	,,
			14,9	97,1	32,4	620	1270		0,06	0,673 g		
8./9. XII.	7—12		4,37	61,18	11,08	—	220	1010	0,18	++	+	sauer
	12—18	—	12,9	13,81	27,25	300	400	1018	1,28	++	+	,,
	18—7		5,17	28,44	0,62	290	850	1008	—	++	+	,,
			22,4	103,4	38,9	590	1470		1,46	1,411 g		
9./10. XII.	7—12		3,42	55,68	10,13	—	450	1007	0,36	++	+	sauer
	12—18	—	13,75	6,06	14,55	300	650	1008	—	++	+	,,
	18—7		5,27	33,64	13,22	330	400	1009	—	+++	+	,,
			22,4	95,4	37,9	630	1500		0,36	0,525 g		
10./11. XII.	7—12		4,37	61,18	11,08	—	450	1018	1,26	+++	+	sauer
	12—18	61,2	12,8	0,56	13,6	300	450	1019	4,05	+++	+	,,
	18—7		5,27	33,64	13,22	330	900	1019	9,27	+++	+	,,
			22,4	95,4	37,9	630	1800		14,58	1,494 g		
11./12. XII.	7—12		4,37	61,18	11,08	—	450	1012	4,19	+++	++	sauer
	12—18	—	3,2	1,9	14,07	620	450	1017	1,94	+++	++	,,
	18—7		5,92	41,89	14,61	300	850	1015	9,86	++	++	,,
			13,5	105,0	39,8	920	1750		15,99	1,697 g		

Die Insulinanwendung beim Diabetes mellitus.

Frau O. — Fr. (Fall Nr. 1) (Fortsetzung).

Blutzucker nüchtern n. Bang.	Calorien (Glucose im Urin abgerechnet)	Insulin	Na bic. oder K bic. g	Bemerkungen
—	—	—	—	Zu Hause tgl. 3 × 15 E. Iloglandol.
—	1122	8 Uhr 15 Einh. 12 ,, 15 ,, 18 ,, 15 ,, „Iloglandol Roche"	5 g Kal. bic.	Urin-N: 5,33 g
	1118	8 Uhr 15 Einh. 12 ,, 15 ,, 18 ,, 15 ,, „Aussiger Insulin"	5 g Kal. bic.	Urin-N: 6,54 g
—	1227	8 Uhr 15 Einh. 12 ,, 15 ,, 18 ,, 15 ,, „Aussiger Insulin"	5 g Kal. bic.	Urin-N: 7,03 g
0,140%	1157	8 Uhr 20 Einh. 12 ,, 15 ,, 18 ,, 15 ,, „Aussiger Insulin"	5 g Kal. bic.	Urin-N: 6,42 g
—	1100	— — —	5 g Kal. bic.	Verweigert weiter Insulinmedikation Urin-N: 6,55 g
—	1157	— — —	5 g Kal. bic.	Urin-N: 8,33 g

ob die Nahrung anders auf die Mahlzeiten zu verteilen ist. Diese Gesichtspunkte hätten in dem vorliegenden Behandlungsbeispiel noch besser berücksichtigt werden dürfen; auch hätte man mit den Insulindosen vielleicht rascher steigen können und damit rascher Zuckerfreiheit erreicht. Auffallend prompt ist in diesem Fall der Nüchtern-Blutzucker auf den Normalwert zurückgegangen, später stieg er dann aber wieder aus nicht ersichtlichen Gründen auf 0,140% an.

Es wurden 3 verschiedene Insulinpräparate angewandt — amerikanisches Insulin ,,Lilly''; schweizerisches ,,Iloglandol Roche'' und tschechoslowakisches ,,Aussiger Insulin'' —. Ein Unterschied in der Wirkungsstärke der verschiedenen Fabrikate ist nicht mit Sicherheit zu konstatieren. Alle drei entsprechen beim Vergleich etwa der deklarierten Einheitszahl.

Als Komplikation zeigte sich während der ersten Tage der Behandlung, während gleichzeitig noch täglich 20 g Na bic. gegeben wurde, zunehmende Wasserretention. Am 4. Insulintag, 24./25. XI., bestanden starke Ödeme des Gesichtes, der Kreuz- und Lendengegend und der Unterschenkel. Na bic. wurde ausgesetzt und $CaCl_2$ zugeführt, worauf gute Diurese einsetzte, und die Ödeme in 3 Tagen verschwanden; die Insulinzufuhr mußte nicht unterbrochen werden. $CaCl_2$ wurde gegeben, weil Calcium bekanntlich entquellend wirkt, und weil, wie BLUM zeigte, nephritische Ödeme außerordentlich prompt unter Calciumzufuhr verschwinden. Diese Ödeme entsprachen ja auch in ihrer Lokalisation durchaus den nephritischen. Später wurde Kal. bicarbonic. gegeben, ohne daß Wasserretention sich zeigte. Die Ödeme waren durch die Alkalosis des Blutes bedingt und letztere war durch die Na-bic.- und Insulinzufuhr verursacht. Die Ödeme nahmen akut zu, sobald der Urin alkalisch wurde. Wir wissen, daß Calcium säuert, und deshalb wird es auch auf diesem Wege der Alkalosis des Blutes in günstigem Sinne entgegenwirken[*]).

Da trotz der bestimmten, noch antiketogen wirkenden Nahrungszufuhr die Ketokörperausscheidung nicht ver-

---

[*]) Vgl. bezgl. Diurese- und Säuerungswirkung des Calciums: STAUB, Zur Kenntnis der Diuretica. Verhandl. d. Schweiz. naturforsch. Gesellschaft. Bern 1922. II. Tl. S. 281.

Die Insulinanwendung beim Diabetes mellitus. 81

schwand, ist es von Interesse, nach dem Verfahren von SHAFFER den ketogenen-antiketogenen Quotienten $\left(\frac{K}{A}\right)$ z. B. vom 7./8. XII. und 10./11. XII. zu berechnen.

Grundumsatz = 1230 Cal
+ 246 Cal. = 20% für die spez. dynam. Wirkung
und die Bewegungen im Bett
+ 62 Cal. = 20% für 5 Stunden Aufstehen
1538 Cal. im ganzen umgesetzt.

Von diesem Gesamtumsatz sind
167 Cal. aus Eiweiß (6,54 g Urin N × 26,51) und
57 Cal. aus K.H. (14,3 g × 4,0)
224 Cal.

Dabei ist angenommen, daß der Glykogenbestand unverändert bleibt.

Die Differenz zwischen Gesamtcalorienzahl und Calorienzahl aus Eiweiß und Kohlenhydraten, 1538 − 224 = 1314, sind die Calorien aus umgesetztem Fett = 141 g Fett.

In Tabellenform dargestellt ergeben sich an den beiden Tagen für Umsatz und daraus berechnete ketogene und antiketogene Mole die Werte auf Tabelle S. 82.

Der Quotient $\frac{K}{A}$ 1,90 liegt so wenig unterhalb des Grenzwertes 2, daß sehr gut noch eine geringe Acetonkörperbildung und Ausscheidung bestehen kann. Der Quotient von 2,19 am insulinfreien Tag muß zu Ketokörperproduktion führen; die quantitative Bestimmung von Aceton und Acetessigsäure gibt deshalb auch mehr als den zweifachen Wert derjenigen vom Insulintag.

Behandlungsverfahren mit empirischem Diätregime.

Dieses andere Behandlungsverfahren kombiniert die bisher üblichen diätetischen Verfahren mit der Insulintherapie. Wird ein Diabetiker in nicht unmittelbar gefährlichem Zustand ins Krankenhaus eingewiesen, so erhält er am ersten Tag gewöhnliche Kost. Die folgenden Tage werden zunächst die Kohlenhydrate etwa nach dem Verfahren von

Datum	Total Calorien	Calorien aus K.H.	E.	F.	Umsatz K.H. g	Urin N g	F. g	Ketogene Mole aus F. × 0,00343 g	Urin N × 0,01 g	Antiketogene Mole aus K.H. × 0,00556 g	F. × 0,00057 g	Urin N × 0,02 g	$\frac{K}{A}$	Aceton und Acetessigsäure im Urin g	Bemerkungen
7./8.	1538	57	167	1314	14,3	6,54	141	0,484	0,065	0,080	0,080	0,131	$\frac{0,55}{0,29}=1,90$	0,67	mit Insulin
10./11. Dez.	1562*	31	167	1364	7,8	6,55	147	0,504	0,066	0,043	0,084	0,131	$\frac{0,57}{0,26}=2,19$	1,49	ohne Insulin

*) Der Totalumsatz ist hier größer, weil Patientin statt 5 Stunden 7 Stunden außer Bett war.

Die Insulinanwendung beim Diabetes mellitus.

v. NOORDEN zuerst auf 100 g, nachher auf 50 g usw. reduziert, vorausgesetzt, daß die Ketosis die Reduktion erlaubt. Schließlich wird auch die Eiweißzufuhr beschränkt. Empirisch wird auf diese Weise versucht, innerhalb einer Calorienreduktion, welche das Allgemeinbefinden des Patienten nicht zu sehr beeinträchtigt, durch Diät allein ein zuckerfreies Stadium zu erreichen. Wird der Patient erst zuckerfrei bei einer Nahrungszufuhr, die seinen kalorischen Bedürfnissen nicht entspricht, also weder Gewichtskonstanz noch Gewichtszunahme garantiert, oder wird er durch keine der diätetischen Maßnahmen zuckerfrei, so wird mit der Insulinbehandlung begonnen. Durch die Vorperiode sind wir auch zugleich über die Schwere der Stoffwechselstörung orientiert. Die weitere Behandlung muß dann darauf hin tendieren, mit Hilfe von Insulin ein Diätregime zu erreichen, das dem kalorischen Bedürfnis des betreffenden Patienten Genüge leistet und die diabetischen Symptome, vor allem auch die Hyperglykämie zu beseitigen sucht. Ein streng schematisches Diätverfahren, wie JOSLIN[39]) angibt, ist bei diesem Behandlungsmodus nicht nötig. Die Insulindosen richten sich nach den früheren Grundsätzen und sind im übrigen individuell zu variieren.

Der *ideale Erfolg der Insulin-Diättherapie* ist erreicht, wenn der Nüchternblutzuckerwert normal wird. In diesem Falle ist die Reizwirkung auf den Inselapparat nahezu aufgehoben. In schweren Fällen ist dieses Stadium aber häufig nicht zu erreichen; Acidosis und vielleicht auch die Glykosurie können verschwinden, der Blutzuckerwert aber bleibt hoch. Ein wesentlicher Toleranzgewinn ist in diesen letzteren Fällen wohl nicht zu erwarten, da die Reizwirkung auf die Langerhansschen Inseln durch die Hyperglykämie fortdauert.

Die folgenden Fälle aus unserer Klinik, die noch nach mehr empirischem Diätregime mit Insulin behandelt worden sind, mögen als Instruktion dienen.

Fall 2. Frau Vö.-Sch., 60 Jahre alt, 50 kg schwer, leidet seit 4 Jahren an Gallensteinkoliken. Letzter Anfall 14 Tage vor Spitaleintritt. Anfangs August 1923 erkrankte Pat. an Typhus abdomi nalis (Agglutination mit Serum bis 1 : 640 positiv). Die Temperatur schwankte bis Mitte August zwischen 38 und 39°, dann entfieberte die Pat. lytisch. Beim Eintritt am 7. VIII. war die Pat. in leidlichem Ernährungszustand, sie machte keinen besonders schwerkranken Eindruck, hatte keine Schmerzen und objektiv konnte außer der Glucosurie, die dann zum erstenmal festgestellt wurde, kein krankhafter Befund erhoben werden. Wahrscheinlich handelte es sich um einen vorher leichten Diabetes, der durch die Allgemeininfektion akut verschlimmert wurde und während des fieberhaften Stadiums auch zu Ketonurie führte. Am 19. VIII. wurde mit Insulingaben und gleichzeitiger Zulage an Kohlenhydraten begonnen. Zunächst wurden 5 Einheiten Insulin „Lilly", am nächsten Tag 2×5, dann 2×10 usw. bis maximal 50 Einheiten pro Tag gegeben und dann die Insulindosis allmählich verringert. Der Erfolg der Insulinmedikation ist aus der Kurve Nr. 1 ersichtlich. Nach vierwöchiger Insulin-Diätbehandlung hatte die Pat. 3,5 kg an Körpergewicht zugenommen.

Fall 3. Fi., Eduard, 40 Jahre, 58 kg schwer, suchte Mitte Mai 1923 wegen vermehrtem Durst, klebrigem Gefühl im Mund und Abmagerung den Arzt auf, der dann zum erstenmal eine Glucosurie feststellte. Die Heimbehandlung mit Kohlenhydratbeschränkung und einigen Gemüsetagen war wenig erfolgreich, der Allgemeinzustand verschlimmerte sich, und am 24. VII. wurde Pat. mit schwerer Ketonurie ins Spital eingewiesen. Zeichen von drohendem Koma bestanden nicht. Die ersten 14 Tage des Spitalaufenthaltes wurden zu kohlenhydratarmer Kost täglich 70—100 g Brot zugelegt und zweimal Gemüsetage eingeschaltet, außerdem wurden täglich 50 g Natr. bicarb. per os zugeführt. Die Glucosurie schwankte an den gewöhnlichen Tagen zwischen 62 und 114 g. Aceton und Acetessigsäure wurden zwischen 4 und 8 g täglich ausgeschieden. Der Blutzucker war 0,24% nüchtern. Das Körpergewicht blieb ungefähr konstant. Vom 7. VIII. weg wurde Insulin „Lilly" gegeben. Aus der Kurve 2 sind die Details der Behandlung ersichtlich. Nach zweimonatiger Behandlung mit Insulin und Diät hatte das Körpergewicht um 4 kg zugenommen. Das Allgemeinbefinden war glänzend.

Als Mitte Oktober versucht wurde Insulin wegzulassen, stieg die Acetonurie und Glucosurie bei kohlenhydratarmer Ernährung wieder an, so daß weiter Insulin gegeben werden mußte. Pat. setzte später zu Hause die im Spital erlernte Therapie mit Diät und Insulin fort.

Die Insulinanwendung beim Diabetes mellitus.

Kurve I.

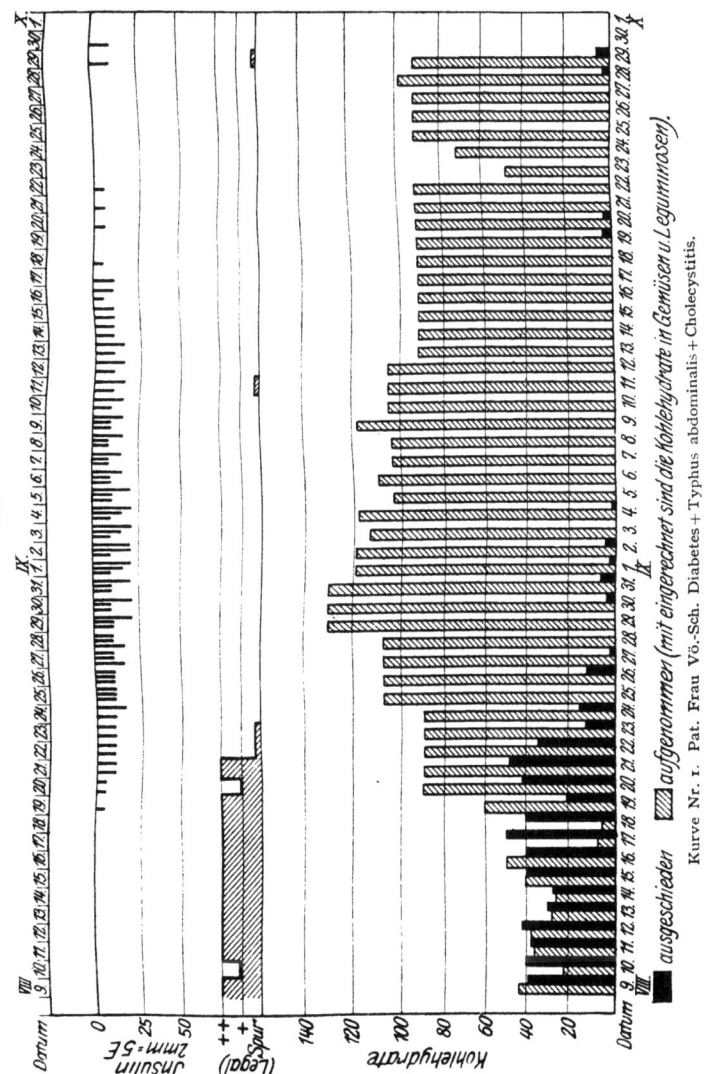

Kurve Nr. 1. Pat. Frau Vö.-Sch. Diabetes + Typhus abdominalis + Cholecystitis.

86 Insulin. Klinischer Teil.

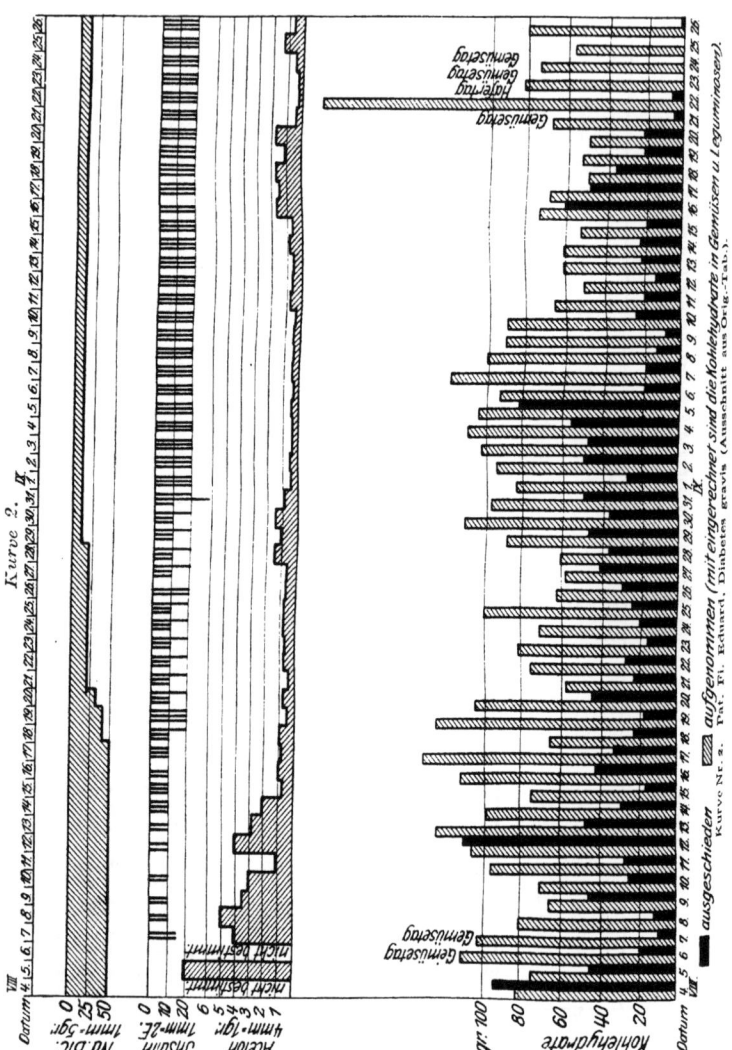

Kurve Nr. 2. Pat. Fl. Eduard, Diabetes gravis (Ausschnitt aus Orig.-Tab.).

Die Insulinanwendung beim Diabetes mellitus. 87

3. **Insulin in der Behandlung akut bedrohlicher Zustände und Komplikationen.**

Den Ruf eines „wunderbaren Mittels" hat Insulin der *symptomatischen Anwendungsweise* zu verdanken. Tatsächlich gehört auch das Verschwinden eines präkomatösen oder komatösen Zustandes fast unmittelbar nach Insulin-Kohlenhydrat-Applikation zu den schönsten therapeutischen Erfolgen der innern Medizin. Die Indikationen zur symptomatischen Insulintherapie sind mit Erfolg vermehrt worden.

Insulin in der Behandlung des Coma diabeticum.

Die Prognose des Coma diabeticum ist durch Insulin verbessert worden. Die besten Aussichten, über den bedrohlichen Zustand hinwegzukommen haben die Fälle von *Coma incipiens*. Auch früher sind solche Patienten öfters durch reichliche intravenöse und perorale Na. bicarb.-Zufuhr, durch Diät und symptomatische medikamentöse Behandlung allmählich aus dem gefährlichen Stadium befreit worden; heute ist mit Insulin sicher und rasche jede frühzeitig erkannte, beginnende Ketokörpervergiftung zu beseitigen. Kussmaulsche Atmung, Acetongeruch der Atmungsluft, Hypotonie der Bulbi, verminderter Turgor der Haut, Schläfrigkeit, häufiges Gähnen und reichlich Ketokörper im Urin sind die alarmierenden Symptome. Die Prognose des *vollentwickelten Coma* ist jedoch nach wie vor ernst. Wenn einmal tiefe Bewußtlosigkeit eingetreten ist, wird nur die Minderzahl der Fälle durch Insulin gerettet [ALLEN [76])]. Es besteht aber kein Zweifel, daß mancher völlig Komatöse mit Insulin gerettet wird, der ohne das neue Hormon verloren wäre.

Am dankbarsten ist die Insulintherapie bei solchen Diabetikern, die, obschon nicht zu den schwersten Formen gehörig, durch irgendeinen Insult — Infektionskrankheit, Intoxikation, Trauma, Überanstrengung — akut in ein komatöses Stadium kommen; in diesen Fällen vermag Insulin in kürzester Zeit den früheren Status wiederherzustellen. Aus dem Koma jedoch, das sich als Endzustand eines progredienten Diabetes allmählich voll ausgebildet hat, rettet Insulin oft nicht mehr, oder vermag nach Überwindung der Lebensgefahr kaum mehr ein lebenswertes Dasein wiederherzustellen.

Die Insulintherapie hat an allen diesen präkomatösen und komatösen Diabetesfällen rasch und mit sehr großen Dosen einzusetzen. Neben großen subcutanen oder intravenösen Dosen Insulin muß stets Traubenzucker, je nach der Tiefe des Komas per os, mit Magensonde, subcutan oder intravenös, gegeben werden. Ohne Rücksicht auf Glykämie und Glykosurie werden reichlich Kohlenhydrate zugeführt, welche mit Insulin zusammen die Ketokörper verdrängen.

CAMPBELL[13]) gab einem Fall der nahe am Koma stand, alle 4 Stunden 20 Einheiten subcutan und mit jeder Insulindosis 20 g Glucose in 200 ccm H_2O gelöst per os. Nach 24 Stunden war der gefährliche Zustand beseitigt. Bei einem vollentwickelten Coma diabeticum gab der gleiche Autor innerhalb der ersten Stunde 120 Einheiten intravenös mit 115 g Glucose intravenös, nachher jede 2. Stunde 20 Einheiten intravenös mit Traubenzucker zusammen. Der Patient ging nach 38 Stunden an septischer Pyelonephritis zugrunde. In einem andern Falle wurden als erste Dosis 120 Einheiten Insulin zusammen mit 1 l 10 proz. Glucoselösung langsam intravenös gegeben; 1 1/4 Stunden später gab er weitere 40 Einheiten subcutan. Im ganzen erhielt dieser Patient innerhalb ca. 2 × 24 Stunden 220 Einheiten intravenös und 640 Einheiten subcutan. Er erholte sich vorübergehend, kam dann aber an den Folgezuständen einer Nephrose zum Exitus.

ALLEN[9, 76]) gibt in jedem Komafalle zuerst 25 Einheiten intravenös und sofort nachher 25—50 Einheiten subcutan. Die subcutanen Injektionen werden alle 1—3 Stunden wiederholt. Weniger als 100 Einheiten am ersten Tage sollen selten genügen. Die höchste Dosis, die ALLEN in 24 Stunden gab, waren 485 Einheiten. Bis das Koma beseitigt ist, müssen täglich mit den hohen Insulindosen 100—200 g Kohlenhydrate zugeführt werden.

GRAHAM[85]) gibt zunächst 20—30 Einheiten subcutan ohne Zucker. Nach diesem Autor ist Zucker erst nötig, wenn die tägliche Dosis 140 Einheiten oder die einmalige Dosis 60 Einheiten überschreitet.

Die Insulinanwendung beim Diabetes mellitus. 89

In einem Falle von Coma incipiens (Fall 4, Kurve 3) haben wir wiederholt pro Tag 200 Einheiten, einmal in einer einzigen Dosis, subcutan mit Kohlenhydrat zusammen mit gutem Erfolg gegeben. Der Fall ist im folgenden angeführt:

Fall 4 (vgl. Kurve 3). Ro., Eduard, 44 Jahre, ist seit 10 Jahren zuckerkrank. Er machte wiederholt Kuren in Schuls, brachte aber die Glucosurie nie unter 1%. 4 Wochen vor Spitaleintritt erkrankte er mit Allgemeinsymptomen (Kopfweh, Schwäche, Zittern, Schlaflosigkeit). Gleichzeitig nahmen Durst und Zuckerausscheidung zu. Vor 3 Wochen hatte Pat. eine ziemlich schwere Hämaturie und im Anschluß daran Cylindrurie. Seit 3 Wochen sind die Knöchel geschwollen.

Befund beim Spitaleintritt am 25. VIII. 1923: schläfrig, Kußmaulsche Atmung, Hypotonie der Bulbi, Acetongeruch der Atemluft. Singultus. Fieberfrei. Im Urin einzelne granulierte Zylinder und Erythrocyten, mäßig viel Leukocyten. Im Blut 18 800 Leukocyten, davon 89,4% neutrophile Polynucleäre.

25. VIII. 16^{00} Uhr erhält er 50 Einheiten Insulin „Lilly" subcutan. Eine Stunde später verschwindet mit Sinken des Blutzuckers die Somnolenz vorübergehend. 2 Stunden nach der Insulingabe wird Pat. wieder schläfriger, der Blutzucker ist wieder im Ansteigen. 26. VIII. morgens Somnolenz wieder ausgesprochen, spricht nicht mehr spontan. Der Befund ist der gleiche wie bei Spitaleintritt. 13^{30} Uhr 100 Einheiten Insulin „Lilly" subcutan. 2 Stunden nach dieser Injektion ist Pat. etwas weniger schläfrig. Gegen Nacht wird er wieder somnolent. Während der Nacht häufig Singultus und Brechreiz. 27. VIII. schläft viel, klagt zeitweise über schmerzhaftes Aufstoßen. 11^{00} Uhr 200 Einheiten Insulin „Lilly" subcutan. $2^{1}/_{2}$ Stunden später fühlt sich Pat. freier und ist lebhafter. Das Besserbefinden hält $5^{1}/_{2}$ Stunden an. 16^{30} Uhr plötzlich Schwindel, Kopfschmerzen, beschleunigte Atmung, Schweiß auf der Stirne, Extrasystolen. Puls 124, wenig gespannt. Blutzucker 0,104%. Sofort 850 ccm 5 proz. Traubenzuckerlösung intravenös. 5 Minuten nach Glucoseinjektion sind die unangenehmen Sensationen verschwunden.

Abends fühlt sich Pat. wohl und zeigt zum erstenmal seit Spitaleintritt Lust zum Essen. Während der Nacht vom 27./28. treten häufige Anfälle von schmerzhaftem Singultus auf, die gegen Morgen seltener werden. 28. VIII. 20 200 Leukocyten im Blut.

Bemerkenswert ist, daß Pat. 5 Stunden nach 200 Einheiten Insulin bei einem Blutzuckerspiegel von 0,104% bereits

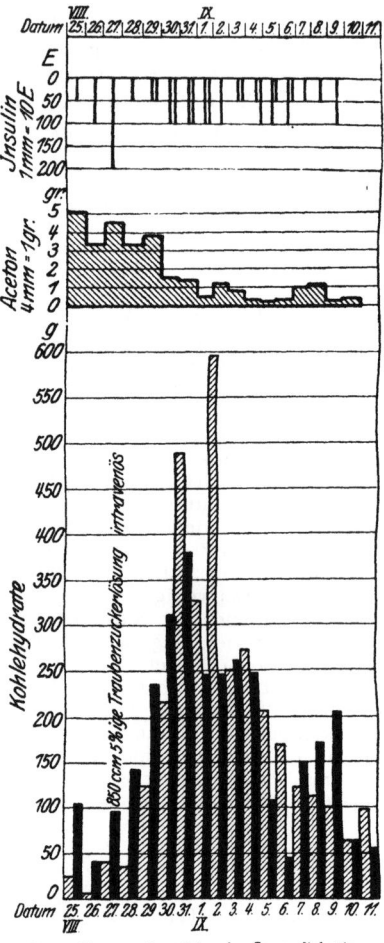

Kurve Nr. 3. Ro. Eduard. Coma diabeticum incipiens ($^3/_5$ nat. Größe).

die Initialsymptome des „hypoglykämischen" Symptomenkomplexes (Schwindel, allgemeines Schwächegefühl und Schwitzen an der Stirne) zeigte. Diese Beobachtung spricht dafür, daß die allgemeinen und nervösen Erscheinungen, welche diesen Symptomenkomplex bilden, nicht durch Hypoglykämie, sondern vielleicht wie DELEZENNE, HALLION und LEDEBT [86]) vermuten, durch die akute Umwälzung im Stoffwechselmechanismus der Zellen hervorgerufen sind. Aus Tabelle II sind die günstigen Wirkungen der einmaligen großen Dosis von 200 Einheiten Insulin zu ersehen. Das CO_2-Bindungsvermögen des Plasmas steigt um mehr als das Doppelte an, und p_H im Serum nimmt sehr deutlich zu.

Tabelle II.
Ro., Eduard. Coma diabeticum incipiens*).

	Vor Insulin 25. VIII.	Nach 200 Einheiten Insulin „Lilly" 27. VIII.
Hämoglobin nach SAHLI	102	102
Erythrocytenzahl . . .	4,982,000	5,132,000
Blutzucker nach BANG .	0,30%	0,10%
CO_2-Bindungsvermögen des Plasmas (nach V. SLYKE)	16,6	34,7
p_H im Serum (elektrometrisch)	7,16	7,52
Anorg. Phosphor (nach BELL und DOISY) .	3,3 mg	1,9 mg
Na (nach KRAMER und TISDALL)	103 ,,	150 ,,
K (nach KRAMER und TISDALL)	113 ,, in 100 ccm Ges.-Blut	154 ,, in 100 ccm Ges.-Blut
Mg (nach KRAMER und TISDALL) . . . . . Modific. GADIENT	1,3 ,,	1,9 ,,
Ca (nach KRAMER und TISDALL u. DE WAARD	9,1 ,,	11,2 ,,

*) Vgl. STAUB, GÜNTHER und FRÖHLICH. „Veränderungen im Ionengehalt des Blutes unter Insulin". Klin. Wochenschr. Jg. 2, Nr. 52, 1923.

Die Demineralisierung des schweren Diabetikers wird unter Insulin rückgängig gemacht, indem Na, Mg, K und Ca im Gesamtblut einwandfrei zunehmen. Der anorganische P nimmt dagegen wie bereits von HARROP und BENEDICT festgestellt wurde, unter der Insulinwirkung ab.

Bis zum 12. IX. erhielt dann Pat. täglich 50—200 Einheiten Insulin „Lilly", im ganzen 2100 Einheiten innerhalb 18 Tagen, zusammen mit reichlich Kohlenhydraten (siehe Kurve 3). Die Acetonurie verschwand bis auf geringe Mengen. Am 30. VIII. setzten jedoch mit dem Rückgang der komatösen Symptome septische Temperaturen ein. Aus dem Blute konnte Staphylococcus aureus gezüchtet werden. Im Urin war ein starkes Eitersediment; daneben Erythrocyten in mäßiger Zahl. Bis zum Exitus am 12. IX. bestand schwerer septischer Zustand.

Sektionsbefund: Septicopyämische Allgemeininfektion, ausgehend von Eiterung der Urogenitalorgane. Sklerose des Pankreas und hyaline Degeneration der Inseln. Glykogen in Leber und Herz nicht untersucht.

Von allen Autoren wird empfohlen, den Komatösen neben Insulin, wie früher, *Na. bicarbonat* in Dosen von 10—40 g zu geben. Treten Ödeme auf, so ist Na-bicarbonat wegzulassen und nach dem Vorschlag v. NOORDENS durch Kaliumbicarbonat zu ersetzen.

Die *symptomatische Therapie* mit Campher, Coffein, Magenspülung usw. darf neben der Insulinapplikation nicht vergessen werden. Über die Erfolge mit Insulin in der Behandlung des Coma diabeticum möge die nachstehende Zusammenstellung einigen Aufschluß geben.

CAMPBELL[13]): Von 14 behandelten Fällen starben 7, davon 2 an interkurrenten Infektionen.

ALLEN[9, 76]): Von 9 Komafällen starben 5.

SANSUM[79]): Von 7 starben 3.

DAVIES, LAMBIE, LYON, MEAKENS und ROBSON[52]): 4 Fälle im präkomatösen Stadium wurden durchwegs gebessert.

v. NOORDEN[35]): In 2 Fällen von voll ausgebildetem Koma kein Erfolg. Bei drohendem Koma stets Beseitigung der Gefahr.

Als objektive Zeichen der günstigen Insulinwirkung haben wir außer dem Verschwinden der klinischen Symptome

Die Insulinanwendung beim Diabetes mellitus. 93

des Komas das prompte Ansteigen der Alkalireserve des Blutplasmas und das Verschwinden der Hyperlipämie [JOSLIN, GRAY und ROOT[29])]; DAVIES, LAMBIE, LYON, MEAKENS und ROBSON[52]). Oft gehen die Ketokörper im Blut zurück, bevor ein Einfluß auf den Blutzuckerspiegel festzustellen ist. Daß manches Coma diabeticum erfolglos mit Insulin behandelt wird, mag auf bereits irreversiblen Protoplasmaschädigungen infolge der schweren Stoffwechselstörung beruhen.

Insulin in der Behandlung des Diabète maigre.

Diese schweren, meist jugendlichen Diabetiker werden mit Insulin in relativ kurzer Zeit aus ihrem elenden Allgemeinzustand herausgerissen. Die erste Behandlungsphase hat zum Ziel, die Patienten durch reichliche Ernährung, zusammen mit entsprechender Insulinzufuhr (60—90 und mehr Einheiten pro Tag) auf ein Körpergewicht zu bringen, das ihrem Alter und ihrer Körpergröße entspricht. In der zweiten Phase ist dann die Insulindosis auf eine Nahrungszufuhr einzustellen*), die dem Grundumsatz plus dem Calorienbedarf für evtl. Muskelarbeit entspricht. Die erste Behandlungsphase ist symptomatisch, die zweite soll kausal sein und hat die Grundsätze zu befolgen, welche oben für die Anwendung des Insulins in der kausalen Behandlung des Diabetes dargelegt wurden. In den Arbeiten von GEYELIN, HARROP, MURRAY und CORVIN[15]) und von ALLEN und SHERILL[9]) finden sich instruktive Abbildungen über die Behandlungserfolge beim Diabète maigre. Die Gewichtszunahme unter der kombinierten Insulin-Diättherapie muß jedoch vorsichtig bewertet werden, denn Wasserretentionen können, wie bei den Blumschen Patienten (in 6 resp. 5 Tagen 9,2 und 4,5 kg Zunahme) einen Behandlungserfolg vortäuschen Das Gewicht soll allmählich bei guter Diurese und, wie LABBÉ, NEPVEUX und LAMBRU[83]) mit Recht betonen, Hand in Hand mit Zunahme der Körperkräfte und subjektiver Besserung

---
*) Die Insulindosis auf eine bestimmte Nahrungszufuhr einstellen, heißt, diejenige Insulinmenge und ihre Verteilung auf die verschiedenen Mahlzeiten ausfindig machen, welche volle Verwertung der zugeführten Nahrung ohne Glykosurie und Hyperglykämie gewährleistet.

des Allgemeinbefindens ansteigen. Die erste symptomatische Behandlung wird erfolgreicher bei Bettruhe des Patienten ausgeführt; während der zweiten kausalen Behandlung können geringe körperliche Anstrengungen gestattet werden.

Insulin in der Behandlung von Diabetesfällen, die durch Infektionskrankheiten oder chirurgische Affektionen kompliziert sind.

Allgemeine Infektionen wie Pneumonie, Grippe oder Sepsis pflegen außerordentlich häufig einen Diabetes akut zu verschlimmern und die Gefahr eines Komas in nächste Nähe zu rücken. Die Verminderung der Kohlenhydrattoleranz und die Zunahme der Ketosis wird, offenbar je nach der Schwere der bestehenden Stoffwechselstörung oder der Schwere der Infektion, schon während des akuten Stadiums der interkurrenten Krankheit oder dann erst später manifest. Wir können uns vorstellen, daß entweder die infektiös-toxische Noxe auch den Inselapparat schädigt, oder daß im Fieber mehr Insulin benötigt wird, die Langerhansschen Inseln funktionell überlastet werden, und daraus eine Insuffizienz resultiert. Liegt vor dem Auftreten der infektiösen Komplikationen bereits ein schwerer Diabetes vor, so führen diese Schädigungen zusammen mit der verminderten Nahrungszufuhr während des Fiebers und der Glykogenarmut des Organismus rasch zu schwerer Acidosis und Koma. Handelt es sich dagegen um einen leichten Diabetes und ist die toxische Schädigung nicht besonders schwer, so tritt die Verschlimmerung erst während der Rekonvaleszenz in Erscheinung, wenn durch vermehrte Nahrungszufuhr wieder erhöhte Ansprüche an den Inselapparat gestellt werden.

Dem Insulin fällt nun die Aufgabe zu, einerseits ein drohendes Koma zu vermeiden, andererseits durch Kombination mit Diät eine wirksame Schonzeit für die toxisch oder funktionell geschädigten Langerhansschen Inseln herbeizuführen. Die Behandlungsverfahren, die hier in Anwendung kommen, sind bereits früher ausführlich beschrieben worden. Insulin soll jedoch in den Fällen, die früh in Behandlung kommen und noch nicht eine Verschlimmerung ihrer Zuckerkrankheit

Die Insulinanwendung beim Diabetes mellitus. 95

nachweisen lassen, unbedingt sofort *prophylaktisch* angewandt werden. Durch reichliche Kohlenhydrat- und entsprechend große Dosen Insulinzufuhr können wir während des akuten Stadiums der Infektionskrankheit eine Glykogenanreicherung im Organismus erzeugen und dadurch die Gefahr des Komas auf ein Minimum herabdrücken; gleichzeitig werden wir bei richtiger Dosierung von Insulin und Kohlenhydratzufuhr eine funktionelle Überanstrengung des kranken Inselapparates so gut wie möglich vermeiden, und durch Herstellen eines normalen Blutzuckerspiegels den Organismus der infektiös-toxischen Schädigung gegenüber widerstandsfähiger machen. Durch diese prophylaktische Behandlung soll schließlich der Diabetiker in eine solche Stoffwechsellage kommen, daß er durch eine Infektionskrankheit nicht mehr gefährdet ist, als ein Stoffwechselgesunder. 40—100 Einheiten, evtl. auch mehr, auf 24 Stunden verteilt, werden zusammen mit 100—200 g Kohlenhydrat per os, subcutan oder intravenös neben Fett und Eiweiß täglich gegeben, bis das akute gefährliche Stadium vorüber ist. In bereits komatösen Zuständen sind natürlich noch größere Dosen erforderlich. In der Rekonvaleszenz werden die Insulindosen allmählich verringert und die Nahrungszufuhr nach Erreichen des normalen Körpergewichtes auf Normalumsatz eingestellt [vgl. ALLEN und SHERILL[9]), ALLEN, JOSLIN, GRAY und ROOT]. Die Prognose der Diabetesfälle mit akuten Allgemeininfektionen ist auch mit Insulin noch sehr zweifelhaft; sie ist schlecht bei denjenigen Patienten, die erst in vollentwickeltem Koma in Behandlung kommen. ALLEN und SHERILL[9]) haben z. B. von 9 behandelten Fällen 4 verloren. Mir scheint wichtig, genügend große Dosen Insulin- und Kohlenhydrat zu applizieren. Es wird alles auf eine Karte gesetzt; die Gefahr der Überdosierung kann gut behoben werden, mit Unterdosierung verpaßt man evtl. den entscheidenden lebensrettenden Eingriff.

Die Behandlung des *tuberkulösen Diabetikers* mit hohen Insulindosen und reichlicher Calorienzufuhr gehört, wie von vielen Autoren (BANTING, CAMPBELL und FLETCHER, ALLEN, SANSUM, HART und CREEL u. a.) angegeben wird, zu den dankbarsten Aufgaben. Das Ziel der Behandlung ist, den Ernährungszustand des tuberkulösen Zuckerkranken soweit zu heben, bis er schließlich gleiche Heilungschancen hat wie ein Nicht-Diabetiker. ALLEN schlägt eine Nahrungszufuhr von 3500—4000 Calorien mit bis 100 Einheiten Insulin pro Tag vor und verlangt, daß jedes Sanatorium die Insulinanwendung beherrschen sollte.

Lokale Infektionen wie Furunkel, Abscesse, Mittelohreiterungen usw. sollen nach einigen Autoren unter Insulin schneller heilen (BANTING, CAMPBELL, FLETCHER, JOSLIN, GRAY und ROOT). Nach ALLEN hat die Insulinanwendung vor den Hungerkuren bezüglich der Heilungstendenz solcher lokalen Entzündungen nichts voraus. Der Vorteil der Insulinanwendung liegt darin, daß die Patienten rascher und radikaler die Glucosurie verlieren und auf mehr oder weniger normalen Blutzuckerspiegel kommen. Das Behandlungsverfahren mit Insulin und Diät unterscheidet sich in diesen Fällen nicht von der allgemein geübten Praxis.

Diabetiker *mit chirurgischen Komplikationen* werden mit Insulin und Überernährung vorbehandelt, bis sie über einen Glykogenbestand verfügen, der die Gefahr eines Komas infolge der Narkose auf ein Minimum herabdrückt. Durch postoperative Insulin-Diätbehandlung kann dann ferner der Blutzuckerspiegel ungefähr auf normaler Höhe gehalten werden, ohne daß der Ernährungszustand des Patienten leidet, und dadurch die Wundheilung befördert werden. PORTER[90]) hat die Insulinanwendung auch vor Kropfoperationen bei Patienten, die nicht diabetisch sind, aber eine verminderte Kohlenhydrattoleranz zeigen, empfohlen und will eine Herabsetzung der Mortalitätsziffer gefunden haben.

Allgemein ist zu sagen, daß die Anwendung des Insulins in der Behandlung dieser komplizierten Diabetesfälle einen großen Gewinn bedeutet. Die Zahl derjenigen Patienten ist zwar nicht klein, die trotz Insulin den Infektionskrankheiten deshalb erliegen, weil sie Diabetiker sind. Die lebensrettende Wirkung des Insulins in vielen Fällen ist jedoch ein Erfolg, der zur Anwendung des neuen Hormons zwingt.

Die Insulinanwendung beim Diabetes mellitus.

4. Insulin in der Diabetesbehandlung beim Kind.

Das Behandlungsverfahren unterscheidet sich hier in den wesentlichen Punkten nicht von demjenigen bei Erwachsenen. Auch bei akut bedrohlichen Symptomen und Komplikationen wird in gleicher Weise eingegriffen. Durchschnittlich werden nicht geringere Dosen Insulin als beim Erwachsenen gebraucht; ihre Größe hängt im wesentlichen vom Behandlungsplan und Ziel ab. GEYELIN[15]) berichtet über 9 Fälle, bei denen stets zuerst einmal 5 Einheiten gegeben, und deren Wirkung festgestellt wurde. Später wurde täglich um 2—10 Einheiten gestiegen, bis der Urin zuckerfrei war oder nur noch minimale Zuckermengen enthielt. Mit Ausnahme eines Falles, der mit 28 Einheiten Insulin auskam, brauchte er überall 36—60 Einheiten, um dieses Ziel zu erreichen.

Über die günstigen Erfolge der Behandlung ist auf der Jahresversammlung der Amerikanischen pädiatrischen Gesellschaft von COWIE und PARSONS[30]), GEYELIN[87]) und HOWLAND[87]) berichtet worden. Die guten Erfahrungen sind von LEREBOULLET, CHABANIER, LOBO-ONELL und LEBERT[88]) bestätigt. Erwähnenswert ist auch der von SIMON[73]) publizierte Fall eines 2jährigen, wo sehr kleine Dosen erfolgreich waren.

Die Gefahr hypoglykämischer Zufälle ist bei Säuglingen und kleinen Kindern größer, da sie die Initialsymptome nicht melden. Bei Säuglingen kann durch Milchzufuhr etwa $1/2$ Stunde nach der Injektion diese Gefahr vermindert werden [COWIE und PARSONS[30])]. Um die hypoglykämischen Zustände zu vermeiden, haben GEYELIN u. Mitarb.[15]) geraten, immer noch eine geringe Glucosurie bestehen zu lassen. Ohne Kontrolle des Blutzuckers mit bewährter Methode sollte Insulin in der Kinderpraxis nur im Notfall angewandt werden.

5. Insulin zu Hause.

Die *Heimbehandlung* mit Insulin ist nicht nur möglich, sondern ist eine Notwendigkeit.

Fälle, die über Monate, ja vielleicht über Jahre hinaus Insulin brauchen, müssen zu Hause vom praktischen Arzt

98 Insulin. Klinischer Teil.

behandelt werden können. Nur so erhalten diese Diabetiker die Möglichkeit, gleichzeitig noch ihrem Beruf nachzugehen. Am zweckmäßigsten wird es sein, diese Fälle zunächst in einer Klinik mit der Behandlung vertraut zu machen, sie über die Gefahren der Überdosierung und ihre Behandlung zu orientieren und mit entsprechenden Vorschriften über Diät und nötige Insulindosis nach Hause zu entlassen. Von JOSLIN, GRAY und ROOT [29]) wird jedem Pat., der in Heimbehandlung entlassen wird, ein Merkblatt mitgegeben, das auf die Vorsichtsmaßregeln aufmerksam macht. Die nötigen Insulininjektionen können vom Pat. selbst oder von Krankenschwestern oder Angehörigen gemacht werden. An den Hausarzt stellt die Insulintherapie größere Forderungen als die Diätbehandlung allein. Er muß nicht nur über das richtige Behandlungsverfahren orientiert sein, sondern auch stets in engem Konnex mit seinem Pat. dessen Einsicht in die Insulintherapie verbessern. In der Regel wird sich, wenigstens jetzt noch, für den praktischen Arzt die Insulinbehandlung auf die schweren Diabetesfälle beschränken, welche durch Diät allein nicht zu bessern sind. Die Dosierung richtet sich nach den oben beschriebenen Erfahrungen. Da Blutzuckerbestimmungen in der allgemeinen Praxis nicht regelmäßig vorgenommen werden können, läßt man, um hypoglykämische Zustände zu vermeiden, immer noch eine geringgradige Glucosurie bestehen. Mit dieser Vorsichtsmaßnahme verzichten wir allerdings teilweise auf die kausale Therapie.

Der therapeutische Gewinn der Insulinanwendung.

Die klinische Prüfung hat bis jetzt gezeigt, daß das Insulin nicht nur Glykosurie und Hyperglykämie, sondern vor allem die Ketosis vermindert und das CO_2-Bindungsvermögen des Plasmas und die CO_2-Spannung der Alveolarluft erhöht. Es beseitigt acidotische Zustände und ermöglicht und erhöht auf bisher noch unbekannte Weise die Verwertung von Kohlenhydraten. Auch die Assimilation von Eiweiß wird verbessert, so daß eine positive N-Bilanz resultiert. Außerdem steht das Hormon mit dem Fettstoffwechsel in Beziehung.

Von therapeutischen Dauererfolgen kann zur Zeit noch nicht gesprochen werden. Die mehr momentanen Erfolge mit Insulin sind aber so gut, daß das neue Mittel unbedingt als eine wertvolle Bereicherung der Therapie bezeichnet werden muß. Der praktische Gewinn ist schließlich Arbeitsfähigkeit bei genügender Ernährung und symptomenfreiem Zustand.

Die Diabetesbehandlung ist durch Insulin komplizierter geworden; die Diättherapie muß neben der Insulinbehandlung noch vorsichtiger als ohne Insulin gehandhabt werden. Der Erfolg der Therapie hängt nicht davon ab, daß überhaupt Insulin angewandt, sondern wie Insulin in den Behandlungsplan eingefügt wird.

Insulin ist nicht als Heilmittel des Diabetes, sondern als ein Mittel zu betrachten, das letzten Endes die Prognose eines Diabetesfalles quoad vitam günstig gestaltet.

Literatur zu Teil I und II:

Historische Übersicht und Experimenteller Teil.

Literatur: [1] MERING u. MINKOWSKI, Zentralbl. f. klin. Med. 1889, Nr. 23; Arch. f. exp. Pathol. u. Pharmakol. 26, 271. 1889. — [2] DOMINICIS, Giornale int. delle science medic. 1889; Münch. med. Wochenschr. 1891, S. 717. — [3] LÉPINE, Congrès pour l'avancement des sciences. Marseille, Sept. 1891; Wien. med. Presse 1892, Nr. 27—32. — [4] HÉDON, Compt. rend. soc. biol. 44, 307 u. 678. 1892; Travaux de physiologie. Paris 1898, S. 133. — [5] KAUFMANN, Compt. rend. 118, 656, 716 u. 894. 1894; Arch. de physiol. 28, 151. — [6] THIROLOIX, Le diabète pancréatique. Thèse. Paris 1892. — [7] PFLÜGER, Pflügers Arch. f. d. ges. Physiol. 124, 1. 1908. — [8] PFLÜGER, Pflügers Arch. f. d. ges. Physiol. 119, 227. 1907. — [9] THIROLOIX, Compt. rend. soc. biol. 47, 256. 1895. — [10] GLEY, Compt. rend. soc. biol. 43, 225. 1891. — [10a] MURLIN u. KRAMER, Journ. of biol. chem. 27, 517. 1916. — [11] MINKOWSKI, Arch. f. exp. Pathol. u. Pharmakol. 31, 133. 1893. — [12] CARAPELLI, Biol. Zentralbl. 12, 606. 1892. — [13] PFLÜGER, Pflügers Arch. f. d. ges. Physiol. 118. — [14] BATTISTINI, Therap

Monatshefte, Okt. 1893, S. 494. — [15] VANNI, Arch. ital. di Clinica medica, 1894, H. 2, S. 175. — [16] HALE WHITE, British med. journal 1893, S. 452. — [17] ZUELZER, Dtsch. med. Wochenschr. **34**, 1380. 1908. — [18] J. FORSCHBACH, Dtsch. med. Wochenschr. **35**, 2053. 1909. — [19] E. VAHLEN, Zentralbl. f. Physiol. **22**, 202. 1908; Zeitschr. f. physiol. Chemie **59**, 194. 1909. — [19a] LÉPINE, Le sucre du sang, Paris 1921, S. 151. — [20] E. LESCHKE, Arch. f. Anat. u. Physiol. (Physiol. Abtlg. 1910), S. 401. — [21] E. L. SCOTT, Amer. Journ. of Physiol. **29**, 306. 1911/12. — [22] MURLIN u. KRAMER, Journ. of biol. chem. **15**, 365. 1913. — [23] KNOWLTON u. STARLING, Journ. of physiol. **45**, 146. 1912/13. — [24] H. ELIAS, Biochem. Zeitschr. **48**, 120. 1912. — [25] DE MEYER, Arch. intern. d. physiol. **8**, 121. 1909. — [26] H. MCLEAN u. J. SMEDLEY, Journ. of physiol. **45**, 462 u. 470. 1912/13. — [26a] STARLING u. EVANS, Journ. of physiol. **49**, 67. 1914. — [27] J. S. KLEINER u. S. MELTZNER, Amer. journ. of physiol. **33**, 17. 1914; Journ. of exp. Med. **23**, 507. 1916. — [28] ACHARD, RIBOT u. BINET, Compt. rend. soc. biol. **82**, 788. 1919. — [29] J. S. KLEINER, Journ. of biol. Chem. **40**, 153. 1919. — [30] SCHULZE, Arch. f. mikroskop. Anat. u. Entwicklungsgesch. **56**. 1900. — [31] SSOBOLEW, Virchows Arch. f. pathol. Anat. u. Physiol. **168**, 91. 1902; Zentralbl. f. Pathol. **11**, 202. 1900. — [32] DIAMARE u. KULIABKO, Zentralbl. f. Physiol. **18**, 432. 1904. — [33] RENNIE, Zentralbl. f. Physiol. **18**, 729. 1905. — [34] RENNIE u. FRASER, Biochem. Journ. **2**, 7. 1907. — [35] DIAMARE, Zentralbl. f. Physiol. **19**, 99. 1905. — [36] LÉPINE, Le sucre du sang. Paris 1921, S. 328. — [37] LÉPINE u. BARRAL, Cpt. rend de l'académie des sciences 23. VI. 1891; Le sucre du sang. Paris 1921, S. 133 bis 137. — [38] BIEDL, Zentralbl. f. Physiol. **12**, 624. 1898. — [39] LÉPINE, Le sucre du sang. Paris 1921, S. 214—216. — [40] ALEXANDER u. EHRMANN, Zeitschr. f. exp. Pathol. u. Therap. **5**, 367. 1909. — [41] FORSCHBACH, Arch. f. exp. Pathol. u. Pharmakol. **60**, 131. 1908. — [42] HÉDON, Cpt. rend. de la soc. biol. **67**, 792. 1910. — [43] HÉDON, Arch. intern. d. physiol. **12**, 261. 1913. — [44] CARLSON u. GINSBURG, Americ. journ. of physiol. **36**, 280. 1915. — [45] VERZÁR u. V. FEYÉR, Biochem. Zeitschr. **53**, 140. 1913. — [46] STAUB, Biochem. Zeitschr. **118**, 93. 1921; Helvetica chimica acta **4**, 281. 1921; Zeitschr. f. klin. Med. **91**, 44. 1921 u. **93**, 89 u. 123. 1922. — [47] STAUB, Verhandl. d. Schweiz. med.-biol. Ges. Bern 1922 u. Verhandl. d. Med. Ges. Basel. 6. Juli 1923. — [48] CLARK, Johns Hopkins Hospital Reports **18**, 229. 1919. — [49] BANTING u. BEST, Journ. of Laborat. a. clinical Medicine **7**, 251. 1922. — [50] BANTING u. BEST, Communication of the Academy of Medicine (Toronto) 7. II. 1922; Journ. of Lab. a. Clin. Med. **8**, 464. 1922.

— [51] BANTING, BEST, COLLIP, CAMPBELL u. FLETCHER, The canadian Medical Assoc. journ. **12**, 141. 1922. — [52] COLLIP, Transactions of the Royal Society of Canada **16**. 1922; Journ. of biol. Chem. **55**. 1923; Proc. Amer. Soc. Biol. Chemists XL. — [53] ALLEN, PIPER, KIMBALL u. MURLIN, Proceedings of the Society for Experimental Biology a. Medicine **20**, 519. 1923. — [54] PIPER, MATTILL u. MURLIN, Ibid. **20**, 413. 1923. — [55] MURLIN, CLOUGH, GIBBS u. STOCKES, Journ. of biol. Chem. **56**, 253. 1923. — [56] KIMBALL, PIPER, ALLEN, Proceedings Soc. Exp. biol. Med. **20**, 414. 1923. — [57] DUDLEY, The biochemical Journ. **17**, 376. 1923. — [58] JACKSON, The Journ. of Metabolic Research **2**, 141. 1922. — [59] MACLEOD, Ibid. **2**, 149. 1922. — [60] BEST u. MACLEOD, Journ. of biol. Chem. **55**, Proc. Amer. Soc. biol. Chemists XXIX. 1923. — [61] DOISY, SOMOGYI u. SHAFFER, Ibid. **55**, XXXI. 1923. — [62] BANTING, BEST, COLLIP, MACLEOD u. NOBLE, The Americ. journ. of physiol. **62**, 162. 1922. — [63] Mc CORMICK, MACLEOD, NOBLE u. O'BRIEN, Journ. of Physiol. **57**, 234. 1923 u. Americ. Journ. of Physiol. **63**, 389. 1923. — [64] BANTING, BEST, DOFFIN u. GILCHRIST, Americ. Journ. of Physiol. **63**, 391. 1923. — [65] COLLIP, Americ. Journ. of Physiol. **63**, 391. 1923. — [66] BANTING, BEST, COLLIP, MACLEOD u. NOBLE, Americ. Journ. of Physiol. **62**, 559. 1922. — [67] LYMAN, NICHOLLS u. Mc CANN, Proc. of the soc. f. exp. biol. a. med. **20**, 485. 1923. — [68] GEELMUYDEN, Klin. Wochenschr. **2**, 1677. 1923; Ergebn. d. Physiol. **21**, Abt. II. 1923. — [69] DUDLEY u. MARRIAN, The biochem. Journ. **17**, 435. 1923. — [70] BANTING, BEST, COLLIP u. MACLEOD, Journ. of Metabolic Research **2**, 136, 1922 (Ref.). — [71] BANTING, BEST, COLLIP, HEPBURN, MACLEOD, Journ. Metabolic Research **2**, 135. 1922 (Ref.). — [72] DUDLEY, LAIDLAW, TREVAN u. BOOCK, Proc. Phys. Soc. **7**. III. 1923. — [73] KELLAWAY u. HUGHES, British med. Journ. **1**, 710. 1923. — [74] CAMPBELL, Journ. of Metabolic Research **2**, 605. 1923. — [75] JOSLIN, GRAY u. ROOT, Ibid. **2**, 651. 1923. — [76] ALLEN u. SHERRILL, Ibid. **2**, 904. 1923. — [77] THALHIMER, Journ. of the Americ. med. assoc. **81**, 383. 1923. — [78] HARROP u. BENEDICT, Proc. Soc. exp. Biol. and Med. **20**, 430. 1923. — [79] BURN, Journ. of Physiol. **57**, 318. 1923. — [80] BODANSKY, Proc. Soc. exp. Biol. a. Med. **20**, 538. 1923. — [81] DIXON, EADIE u. PEMBER, Zit. nach MACLEOD, British med. journ. No. 3266, S. 170. 4. VIII. 1923. — [82] HEPBURN u. LATCHFORD, Americ. Journ. of Physiol. **62**, 177. 1922. — [83] Mc CORMICK u. O'BRIEN, Journ. of Physiol. **57**, 234. 1923. — [84] GEELMUYDEN, Klin. Wochenschr. **2**, 1677. 1923. — [85] WINTER u. SMITH, British med. Journ. **1**, 12 u. 711. 1923. — [86] CLOUGH u. MURLIN, Proc. Soc. exp. Biol. a. Med. **20**, 417. 1923. — [87] GIBBS

u. Sutter, Ibid. **20**, 419. 1923. — [88]) Best, Scott u. Banting, Proc. Roy. Soc. Canada. Mai 1923; Journ. of americ. med. Assoc. **81**, 382. 1923. — [89]) Collip, Journ. of biol. Chem. **57**, 65. 1923. — [90]) Noble u. Macleod, Americ. Journ. of Physiol. **64**, 547. 1923. — [91]) Mackenzie, Brit. med. journ. 1893, I, S. 63. — [92]) Wood, Brit. med. Journ. 1893, I, S. 64. — [93]) White, Brit. med. journ. 1893, I, S. 452. — [94]) Sibley, Brit. med. journ. 1893, I, S. 579. — [95]) Bormann, Wien. med. Blätter **18**, 663. 1895. — [96]) Ausset, Semaine méd. 1895, S. 376. — [97]) Lisser, Zit. nach Oser, ,,Erkrankungen des Pankreas" in Nothnagels Handb. d. spez. Pathol. u. Therapie Bd. 18, S. 126. 1898. — [98]) Williams, Brit. med. journ. 1894, II, S. 1303. — [99]) v. Leyden, Zit. nach Blumenthal (102). — [100]) Goldscheider, Dtsch. med. Wochenschr. 1894. — [101]) Oser, Nothnagels Handb. d. spez. Pathol. u. Therapie Bd. 18, S. 127. 1898. — [102]) Blumenthal, Zeitschr. f. diät. u. physikal. Therapie **1**, H. 3. 1898 u. Ergebn. d. wiss. Med., Dez. 1909, S. 83. — [103]) Senator, Dtsch. med. Wochenschr. 1894. — [104]) Jakoby, Zeitschr. f. klin. Med. **32**, 557. 1897. — [105]) Ref. in Semaine méd. **13**, 21. 1893. — [106]) Comby, Ref. in Semaine méd. **13**, 21. 1893. — [107]) Remond u. Rispal, Cpt. rend. soc. biol. **45**, 369. 1893. — [108]) Brown-Séquard u. D'Arsonval, Cpt. rend. soc. biol. **45**, 371. 1893. — [109]) Fürbringer, Dtsch. med. Wochenschr. 1894, S. 293. — [110]) Renvers, Dtsch. med. Wochenschr. 1894. — [111]) Marshall, Brit. med. journ. 1893, I, S. 743. — [112]) Wills, Brit. med. journ. 1893, I, S. 1265. — [113]) Sandmeyer, Zeitschr. f. Biol. **31**, 48. 1894. — [114]) Lüthje, Dtsch. Arch. f. klin. Med. **79**, 498. 1904. — [115]) Pflüger, PflügersArch. f. d. ges. Physiol. **108**, 123. 1905. — [116]) Bughart, Dtsch. med. Wochenschr. 1899, Nr. 37. — [117]) Cohnheim, Zeitschr. f. physiol. Chem. **39**, 336. 1903 u. **47**, 253. 1906. — [118]) Hirsch, Hofmeisters Beiträge **4**, 535. 1903. — [119]) Levene u. Meyer, Journ. of biol. chem. **9**, 1911 u. **11**, 1912. [120]) de Meyer, Arch. internat. d. physiol. **9**, 101. 1910. **10**, 239. 1910 u. **11**, 3. 1911. — [121]) Grünthal, Dtsch. med. Wochenschr. 1921, S. 97. — [122]) Höpfner, Dtsch. med. Wochenschr. 1922, S. 1284. — [123]) Waterman, Koninklijke Akademie van Wetenschappen te Amsterdam **16**, 2 u. 248. 1913. — [124]) Laguesse, Sur la formation des îlots du Langerhans. 1893. (Ref.). — [125]) Lépine, Cpt. rend. soc. biol. **55**, 161 u. 1288. 1903. — [126]) Diamare, Internat. Monatsschr. f. Anat. u. Physiol. **16**. 1899. — [127]) Marrassini, Zit. nach Biedl, ,,Innere Sekretion". 2. Aufl. II. Teil. 1913. S.374. — [128]) Heiberg, Zeitschr. f. physiol. Chem. **49**, 243. 1906; Virchows Arch. f. pathol. Anat. u. Physiol. **204**. 1911. — [129]) Weichselbaum, Wien. klin. Wochenschr. 1911. — [130]) Carlson u. Drennan,

Americ. journ. of physiol. **28**, 391. 1911. — [131]) DRENNAN, Americ. journ. of physiol. **28**, 396. 1911. — [132]) DE DOMENICIS, Gaz. internat. méd. **37**, 435. 1910. — [133]) MINKOWSKI, Arch. f. exp. Pathol. u. Pharmakol. **31**, 85. 1893. — [134]) HÉDON, Arch. de physiol. **4**, 617. 1892. — [135]) THIROLOIX, Arch. de physiol. **4**, 716. 1892. — [136]) MARTINA, Dtsch. med. Wochenschr. 1908, Nr. 1. — [137]) HÉDON, Arch. internat. d. physiol. **10**, 350. 1910. — [138]) ROBERTSON u. ANDERSON, Med. journ. of Australia **2**, 189. 1923. — [139]) BEST u. SCOTT, Journ. of biol. chem. **57**, 709. 1923. — [140]) MOLONEY u. FINDLAY, Journ. of biol. chem. **57**, 359. 1923. — [141]) OLMSTED u. LOGAN, Americ. journ. of physiol. **66**, 437. 1923. — [142]) McCARTHY u. OLMSTED, Americ. journ. of physiol. **65**, 252. 1923. — [143]) AHLGREN, Skandin. Arch. f. Physiol. **44**, 167. 1923. — [144]) NEUBERG, GOTTSCHALK u. STRAUSS, Dtsch. med. Wochenschr. 1923, S. 1407. — [145]) EADIE, MACLEOD u. NOBLE, Americ. journ. of Physiol. **65**, 462. 1923. — [146]) BISSINGER, LESSER u. ZIPF, Klin. Wochenschr. **2**, 2233. 1923. — [147]) VAN CREVELD u. VAN DAM, Nederl. tijdschr. v. geneesk. 1923, S. 1498. — [148]) ALLEN, Journ. of metabolic research **3**, 61. 1923. — [149]) SHERILL, Journ. of metabolic research **3**, 13. 1923. — [150]) PETSCHACHER, Biochem. Zeitschr. **141**, 109. 1923. — [151]) SERONO u. PALOZZI, Rassegna di Clinica, Terapia e Scienze affini 1. Heft, Januar 1913.; CERVELLI, Rassegna di Clinica, Terapia e Scienze affini, 15. Mai 1915. — [152]) MANN u. MAGATH, Americ. journ. of physiol. **65**, 403. 1923. — [153]) STEWART u. ROGOFF, Americ. journ. of physiol. **65**, 342. 1923. — [154]) DELEZENNE, HALLION u. LEDEBT, Presse méd. Nr. 94, 1923, S. 981. — [155]) DALE, Lancet 1923, I, S. 989. — [156]) SUNDBERG u. WIDMARK, Cpt. rend. soc. biol. **89**, 807. 1923 (soc. biol. de Suède).

Literatur zu Teil III:

Klinischer Teil.

Literatur: [1]) BANTING, BEST, COLLIP, CAMPBELL und FLETCHER, Canadian med. assoc. 1922. — [2]) BANTING, CAMPBELL und FLETCHER, Journ. of metabolic research **2**, 551. 1922 (Fußnote). — [3]) BANTING, Brit. med. journ. Nr. 3272, S. 446. 15. Sept. 1923. — [4]) LAURITZEN, Klin. Wochenschr. Nr. 33, S. 1540. 1923. — [5]) D. J. BOWIE und W. L. ROBINSON, Journ. of laborat. a. clin. med. **8**, 569. 1923. — [6]) D. S. HACHEN und C. A. MILLS, Americ. journ. of physiol. **65**, 395. 1923. — [7]) C. C. SUTTER, C. B. F. GIBBS und J. R. MURLIN, Americ. journ. of physiol. **64**, 392. 1923 und C. B. F. GIBBS und C. C. SUTTER, Proc. of the soc. f. exp. biol. a.

med. 20, 419. 1923. — [8]) B. V. TELFER, Brit. med. journ. 1, 715. 1923. — [9]) ALLEN und SHERILL, Journ. of metabolic research 2, 803. 1922. — [10]) ALLEN, Journ. of metabolic research 3, 61. 1923. — [11]) NEWBURGH und MARSH, Arch. of internal med. 31, 455. 1923. — [12]) AMBARD, SCHMID und ARNOVLJEVITCH, Cpt. rend. des seances de la soc. de biol. 89, 593. 1923. — [13]) CAMPBELL, Journ. of metabolic research 2, 605. 1922. — [14]) WILLIAMS, Journ. of metabolic research 2, 729. 1922. — [15]) GEYELIN, HARROP, MURRAY und CORVIN, Journ. of metabolic research 2, 767. 1922. — [16]) DALE, Lancet 1, 989. 1923. — [17]) WILDER, BOOTHBY, BARBERKA, KITCHEN und ADAMS, Journ. of metabolic research 2, 701. 1922. — [18]) POULTON, LEYTON, THOMSON, Diskussionsbemerkungen in der Jahresversammlung der Brit. med. assoc. 1923; Brit. med. journ. (II), Nr. 3272, S. 446. 1923. — [19]) SAHLI, Schweiz. med. Wochenschrift 53, 813. 1923. — [20]) CAMMIDGE, Jahresversammlung der Brit. med. assoc. 1923; Brit. med. journ. (II), Nr. 3272, S. 446. 1923. — [21]) LÉPINE, Le sucre du sang. Paris 1921. S. 35. — [22]) PAVY, On carbohydrate metabolism. London 1906. (Zitat.) — [23]) Brit. med. journ. (I), S. 717. 1923. — [24]) RENNIE, Diskussionsbemerkungen in der Jahresversammlung der Brit. med. assoc. 1923. Brit. med. journ. (II), S. 446. 1923. — [25]) BURGESS, CAMPBELL usw., Lancet (II), S. 777. 1923. — [26]) BLUM u. SCHWAB, Presse méd. Nr. 58, S. 637. 1923. — [27]) MACLEAN, Lancet (II), Nr. 5224, S. 829. 1923. — [28]) MCCANN, HANNON u. DODD, Johns Hopkins hosp. bulletin 34, 205. 1923. — [29]) JOSLIN, GRAY u. ROOT, Journ. of metabolic research 2, 651. 1922. — [30]) COWIE u. PARSONS. Journ. of the Americ. med. assoc. 81, 329. 1923. — [31]) GIGON, Schweiz. med. Wochenschr. Nr. 38. 1923. — [32]) PARNAS und WAGNER, Biochem. Zeitschr. 127, 55. 1922. — [33]) FLETCHER u. CAMPBELL, Journ. of metabolic research 2, 637. 1922. — [34]) NOBLE und MACLEOD, Americ. journ. of physiol. 64, 547. 1923. — [35]) v. NOORDEN u. ISAAK, Klin. Wochenschr. 2, 1968. 1923. — [36]) HARROP u. BENEDICT, Proc. of the soc. f. exp. biol. a. med. 20, 430. 1923. — [37]) FITZ, MURPHY u. GRANT, Journ. of metabolic research 2, 749. 1922. — [38]) WOODYATT, Journ. of metabolic research 2, 793. 1922. und Journ. of the Americ. med. assoc. 80, 1726. 1923. — [39]) JOSLIN, Journ. of the Americ. med. assoc. 80, 1581 u. 1726. 1923. — [40]) SHERILL, Journ. of metabolic research 3, 13. 1923. — [41]) BLUM, CARLIER u. SCHWAB, Cpt. rend. des seances de la soc. de biol. 88, 1156. 1923. — [42]) BLUM u. SCHWAB, Cpt. rend. des seances de la soc. de biol. 89, 195. 1923. — [43]) ACHARD Presse méd. 1923, S. 327. — [44]) CHABANIER, LEBERT u. LOBO-ONELL, Gaz. des hop. civ. et milit. 1923, S. 383; Bull.

méd. 1923, S. 380 u. 579; Presse méd. 1923, S. 580; Bull. de l'Acad. de Méd. 89, 391 u. 539. 1923 und XVIIe Congrès français de Médecine, Bordeaux Sept. 1923. — [45]) GILBERT, BAUDOUIN u. CHABROL, Presse méd. 1923, S. 559. — [46]) GRAHAM u. HARRIS, Lancet 1923, S. 1150. — [47]) LEYTON, Brit. med. journ. (I), S. 707. 1923. — [48]) MAJOR, Journ. of the Americ. med. assoc. 80, 1597. 1923 und Kansas med. soc. journ. 23, 117 u. 148. 1923. — [49]) STROUSE u. SCHULTZ, Journ. of the Americ. med. assoc. 80, 1592. 1923. — [50]) MOORE, Lancet 1923, S. 715. — [51]) THALHIMER, Wisconsin med. journ. 21, 560. 1923 (Ref.). — [52]) DAVIES, LAMBIE, MEAKENS u. ROBSON, Brit. med. journ. (I), S. 847. 1923. — [53]) SPRIGGS, PICKERING u. LEIGH, Brit. med. journ. (II), S. 58. 1923. — [54]) ROWE, California state journ. of med. 21, 204. 1923 (Ref.). — [55]) FOSTER, New York med. journ. a. med. record 117, 591. 1923. — [56]) McPHEDRAN u. BANTING, Journ. of the Americ. med. assoc. 80, 1726. 1923. — [57]) LÖFFLER, Schweiz. med. Wochenschrift 1923, S. 901. — [58]) DU BOIS, D., u. DU BOIS, E., Arch. of internal med. 17, 863. 1916 u. 19, 831. 1917. — [59]) WILDER, Journ. of the Americ. med. assoc. 78, 1878. 1922. — [60]) MARSH, NEWBURGH u. HOLLY, Arch. internal med. 29, 97. 1922. — [61]) SHAFFER, Journ. of. biol. chem. 47, 433 u. 449. 1921 und 50, XXVI. 1922. — [62]) WILDER und WINTER, Journ. of biol. chem. 52, 393. 1922. — [63]) PETRÉN, Diabetes Studier. Gyldendalske Boghandel 1923. — [64]) KROGH, Dtsch. med. Wochenschr. 1923, S. 1321. — [65]) MAIGNON, Presse méd. 1922, Nr. 25. — [66]) VAN DEN BERGH u. VAN HEUKELOM, Dtsch. med. Wochenschr. Nr. 43, S. 1355. 1923. — [67]) GRAFE, Dtsch. med. Wochenschr. 1923, S. 1141. — [68]) HAGEDORN, Dtsch. med. Wochenschr. 1923, S. 1005. — [69]) UMBER, Mediz. Klinik 1923, Nr. 32. — [70]) MINKOWSKI, Dtsch. med. Wochenschr. 1923. S. 1107. — [71]) STRAUSS, Dtsch. med. Wochenschrift., 1923. S. 971. — [72]) ERCKELENTZ, Dtsch. med. Wochenschr., 1923. S. 1073. — [73]) SIMON, Dtsch. med. Wochenschr. S. 1923. 1144. — [74]) WANDEL und SCHMOEGER, Dtsch. med. Wochenschr. 1923. S. 1253. — [75]) GROEDEL und HUBERT, Münch. med. Wochenschr. 1923. S. 1314. — [76]) ALLEN, Journ. of the Americ. med. assoc. 81, 1330. 1923. — [77]) KROGH, Ugeskrift f. laeger 85, 21. 1923. — [78]) LUNDSGAARD, Ugeskrift f. laeger 85, 201. 1923. — [79]) SANSUM, Amer. Review of Tuberculosis 7, 375, 1923. — [80]) HART u. CREEL, Amer. Review of Tuberculosis 7, 386, 1923. — [81]) OLMSTED u. LOGAN, Am. journ. of Physiology 66, 437, 1923. — [82]) CHEINISSE, Presse médicale 1923, Nr. 94 u. 95. [83]) LABBÉ NEPVEUX und LAMBRU. Presse médicale 1923. Nr. 94. — [84]) DESGREZ, BIERRY u. RATHERY, Bull. de l'Acad. de Méd. 89, 424. 1923 — [85]) GRAHAM, British med. Journ. 1923, II, S. 446.

(Diskussion.) — [86]) DELEZENNE, HALLION u. LEDEBT, Presse médicale Nr. 94. 1923, S. 981. — [87]) GEYELIN u. HOWLAND, ,,American Pediatrie Society", **35.** Jahresversammlung 1923. Ref. in Journ. of the Am. med. Assoc. **81,** 329. 1923. — [88]) LEREBOULLET, CHABANIER, LOBO-ONELL u. LEBERT, Congrès français de méd. Bordeaux, Sept. 1923. — [89]) Le journal médical français XII, 357 bis 397. 1923. — [90]) Indiana state medical Association. Ref. in Journ. of the Americ. med. assoc. **81,** 1386. 1923.

Zusammenfassende Darstellungen über theoretisch oder praktisch wichtige Probleme
des 2. Jahrganges der Klinischen Wochenschrift, 1923.

Biologie und Physiologie:

Abelin, J., Bedeutung der spezifisch-dynamischen Wirkung der Nahrungsstoffe.
Billigheimer, E., Bedeutung des Kalks im Blut.
Ebbecke, U., Endothelzellen, „Rougetzellen" und Adventitialzellen in ihrer Beziehung zur Contractilität der Capillaren.
—, Capillarerweiterung, Urticaria und Schock.
Erdmann, R., Züchtung reinliniger Zellrassen.
Handovsky, H., Allgemeine Chemie der Eiweißkörper und ihre Bedeutung für die Biologie.
Heubner, W., Physiologie und Pharmakologie der Blutcapillaren.
Kestner, O., Beruf, Lebensweise und Ernährung.
Knoop, F., Wie werden unsere Hauptnährstoffe im Organismus verbrannt und wechselseitig ineinander übergeführt?
Köllner, Wandlungen und Fortschritte der Lehre von den physiologischen Grundlagen der räumlichen Orientierung.
Markgraf, Fr., Pflanzensymbiose.
Neumann, R. O., Das Brot als Nahrungsmittel.
Pringsheim, E. G., Der Lichtsinn der Pflanzen.
Schilf, Erich, Die Innervation der Schweißdrüsen.
Steudel, H., Biochem. Untersuchungen über Zellkernfragen.
Toenniessen, E., Bedeutung des vegetativen Nervensystems für die Wärmeregulation und den Stoffwechsel.
Weizsäcker, V. Frhr. v., Über die Sensibilität, insbesondere den Drucksinn, vom physiolog. Gesichtspunkte aus.
Zondek, S. G., Bedeutung des Antagonismus von Kalium und Calcium für die Physiologie und Pathologie.

Allgemeine Pathologie, Bakteriologie, Serologie:

Aschoff, L., Orthologie und Pathologie der extrahepatischen Gallenwege in ihren Beziehungen zum Gallensteinleiden.
—, Praktische Ergebnisse der Gasödemforschung im deutschen Heere.
Berger, W., Versuche zur Isolierung und zur Analyse der Antikörper.
Doerr, R., Die invisiblen Ansteckungsstoffe und ihre Beziehungen zu Problemen der allgemeinen Biologie.
Fischer, W., Neue Ergebnisse der Amöbenforschung.
Gottschalk, A., Umstimmung des Zellstoffwechsels als Grundlage pathologischer Reaktionen.
Grafe, E., Über den Stoffwechsel im Fieber.
Joannovic, G., Reizgeschwülste.
Putter, E., Bedeutung der physikal. Chemie für die Bakteriologie.
Zeissler, J., Die anaeroben Bacillen.

Pharmakologie und allgemeine Therapie:

Bieling, R., Die unspezifische Reizwirkung der Proteinkörper.
Bruns, O., Über Wiederbelebung.
Flury, F., Die tierischen Gifte und ihre Beziehungen zur Medizin.
v. Gröer, Fr., Die Dermoreaktionen mit besonderer Berücksichtigung pharmakodynamischer Funktionsprüfung der Haut.
Holfelder, H., Die Erfahrungen mit der Röntgentherapie der malignen Tumoren an der Schmiedenschen Klinik.
Kochmann, M., und *A. de Veer*, Pharmakologie des Uterus.
Lorentz, F. H., Die hygienische Bedeutung des Sports.
Schoen, R., Über schweißhemmende Mittel.

Innere Medizin:

Bürger, M., Der Kreatin-Kreatininstoffwechsel des Menschen und seine Störungen.
Eskuchen, K., Die desensibilisierende Behandlung der Pollenüberempfindlichkeit („Heufieber").
Faber, K., Die Gastroptose-Frage.
Gaisböck, F., Diagnose und Therapie der primären Polycythämie.
Geelmuyden, H. Chr., Über den intermediären Stoffwechsel beim Diabetes mellitus.
Gessler, H., Über renale Hämaturie.
Grevenstuk, A., Über die klinische Verwendung von Pankreasextrakten bei Diabetes mellitus.
Gross, O., Das Cholesterin, sein Stoffwechsel und seine klinische Bedeutung.
Guggenheimer, H., Die arteriosklerotischen Nierenerkrankungen und ihre Behandlung.
Hirsch, S., Klinische Beobachtungen zur Diagnose und Pathogenese chronischer deformierender Gelenkerkrankungen.
Hofbauer, L., Atemfunktion, Thoraxbau und Konstitution.
Isaac, S., Über Unterernährung beim Diabetes.
Joël, E., Die Blut-Harnsäure und ihre klinische Bedeutung.
Lichtwitz, L., Über Urämie.
Müller, O., Ergebnisse der Capillarmikroskopie am Menschen.
Nothmann, M., Neuere Untersuchungen über Hyperglykämie.
Oehme, C., Über den Wasserhaushalt.
Pal, J., Arterieller Hochdruck.
Popper, H., Über rhythmische Schwankungen der menschlichen Herztätigkeit.
Rosenow, G., Therapie der perniziösen Anämie.
Scheele, K., Neuere Ergebnisse in der Tuberkulosediagnostik der Harnorgane.
Schott, A., Neuere Anschauungen über die Wirkungsweise kohlensaurer Bäder.
Staub, H., Insulin.
Sudeck, Die Jodbehandlung der Schilddrüsenerkrankungen.
Unverricht, Die Thorakoskopie und Laparoskopie.
Wiechmann, E., Über die Sedimentierung der roten Blutkörperchen.
Wiesel, J., Endokrine Störungen in der Pubertät.

Chirurgie:

Baer, G., Über die Indikationen zur chirurgischen Behandlung der Lungentuberkulose.
Enderlen und *Hotz*, Behandlung des Gallensteinleidens.
Fischer, A. W., Indikationen und Erfolge der geschlossenen Behandlung von „Gelenkeiterungen".
v. Gaza, W., Grundzüge der Wundbehandlung in der Praxis.
Gossmann, Jos. Rud., Zu welchem Zeitpunkt hat die chirurgische Behandlung angeborener pathologischer Zustände einzusetzen?
Heile, Die chirurgische Behandlung des Pylorospasmus der Säuglinge.

Hellwig, A., Bedeutung der Grundumsatzbestimmungen für die Schilddrüsenchirurgie.

Kleinschmidt, O., Entwicklung der Brustchirurgie in den letzten 25 Jahren.

Landau, H., Die Wunddiphtherie, ihre Erkennung und klinische Bedeutung.

Lotsch, F., Tuberkulose der Mesenterialdrüsen.

Roedelius, E., Über den malignen Oberlippenfurunkel.

Kümmell, H., Chirurgie der Nierentuberkulose.

v. Lichtenberg, A., Die Aufschlüsse der Pyelographie.

Schwarz, O., Miktionspathologie.

Euler, H., Über den heutigen Stand der Kenntnis und Behandlung der sog. Alveolarpyorrhöe.

Weber, R., Die Kieferorthopädie in ihren Beziehungen zum Gesamtorganismus.

Frauenkrankheiten und Geburtshilfe:

Dietrich, H. A., Ätiologie und Therapie der Retention der Placenta unter besonderer Berücksichtigung der pathologischen Placentahaftung.

—, Die Behandlung der Placenta praevia.

Eymer, H., Radium- und Mesothoriumbehandlung gutartiger gynäkologischer Blutungen.

v. Jaschke, Rud. Th., Die Prognosestellung beim Puerperalfieber.

Schmid, H. H., Cholelithiasis und Gravidität.

Schröder, R., Über den Fluor vaginalis.

Seitz, A., Die Geburtsleitung bei den Deflexionslagen.

—, Über Stillschwierigkeiten.

Vogt, E., Grundzüge der heutigen Auffassung und Behandlung der Retroflexio uteri gravidi.

Zondek, B., Nieren und Schwangerschaft.

Kinderheilkunde:

Aron, H., Pathologie des Wachstums im Kindesalter.

Bessau, G., Problem der künstlichen Dauerernährung des Säuglings.

Bossert, O., Behandlung der Krämpfe im Kindesalter.

Bucholz, C. H., Erfahrungen mit der Behandlung der Kinderlähmung in amerikanischen Kliniken.

Hofstadt, F., Über die Spätschäden der epidemischen Encephalitis im Kindesalter.

Nerven- und Geisteskrankheiten:

Birnbaum, K., Die Psychose im Lichte neuerer Anschauungen.

Bostroem, A., Zustandsbild und Krankheit in der Psychiatrie.

Büscher, J., Die häufigsten pathologischen Erscheinungsformen des vegetativen Nervensystems in ihren klinischen Bildern. (Ein Beitrag zur pathologischen Physiologie des vegetativen Nervensystems.)

Klarfeld, B., Die pathologische Anatomie der Dementia praecox.

Kronfeld, A., Psychophysische Zuordnungen in der Krankheitsgestaltung.

Lewy, F. H., Das extrapyramidale motorische System, sein Bau, seine Verrichtung und Erkrankung.

Leyser, E., Die zentralen Dysarthrien und ihre Pathogenese.

Platz, O., Die pharmakologische Prüfung des vegetativen Nervensystems.

Raecke, Zum Paralyse- und Tabes-Problem.

Reichardt, M., Beurteilung von nervösen Unfallsfolgen.

Rosenfeld, M., Lokalisation der Großhirnfunktionen.
Schnabel, A., Die Ätiologie der Encephalitis epidemica (lethargica).
Seelert, H., Krankheitsursachen in der Psychiatrie.
Silfverskiöld, N., Über Gangstörungen bei spastischen Zuständen, vor allem bei den infantilen spastischen Hemiplegien. Versuch einer rationellen Therapie.
Stern, F., Die Anwendung von Schlafmitteln in der Nervenheilkunde.
—, Pathogenetische Probleme der epidemischen Encephalitis.
Trömner, E., Zur Technik der Reflexprüfung.

Haut- und Geschlechtskrankheiten:

Dold, H., Neuere Verfahren zur serologischen Luesdiagnose.
Halberstädter, Behandlung mit künstlichem Licht in der Dermatologie.
Herxheimer, G., Die Lepra und ihre Parallelen zur Tuberkulose.
Herxheimer, K., Über Psoriasistherapie.
Jesionek, A., und *St. Rothmann*, Die physikalischen Behandlungsmethoden des Lupus vulgaris.
Lenk, R., Das Indikationsgebiet der Röntgenstrahlen bei Hautkrankheiten.

Augenkrankheiten, Hals-, Nasen-, Ohrenkrankheiten:

Cords, R., Die Reizkörpertherapie in der Augenheilkunde.
Fassl, E., Zur Frage der Hörverbesserung durch Apparate.
Hirsch, C., Über den heutigen Stand der Mandelfrage.
Vogel, Die Behandlung der Nebenhöhlenerkrankungen.

MIX
Papier aus verantwortungsvollen Quellen
Paper from responsible sources
FSC® C105338

If you have any concerns about our products,
you can contact us on
ProductSafety@springernature.com

In case Publisher is established outside the EU,
the EU authorized representative is:
**Springer Nature Customer Service Center GmbH
Europaplatz 3, 69115 Heidelberg, Germany**

Printed by Libri Plureos GmbH
in Hamburg, Germany